SOBRE VIVER

BRUNA VERLINGUE

ENQUANTO HOUVER 1% DE CHANCE, LUTE ATÉ O FIM!

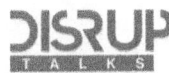

SOBRE VIVER

BRUNA VERLINGUE

ENQUANTO HOUVER 1% DE CHANCE, LUTE ATÉ O FIM!

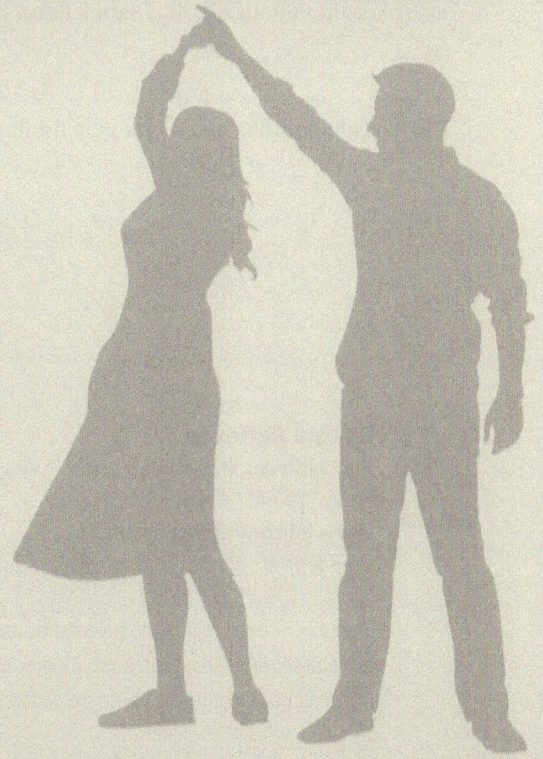

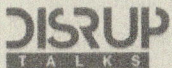

© Editora Reflexão, 2021 – Todos os direitos reservados.

© Bruna Verlingue

Editora Executiva: **Caroline Dias de Freitas**
Jornalista: **Cláudia Inaba**
Capa: **César Oliveira**
Diagramação e Projeto gráfico: **Estúdio Caverna**

1ª Edição – Agosto/2021

V562s	Verlingue, Bruna Sobre viver: Enquanto houver 1% de chance, lute até o fim! São Paulo: Editora Reflexão: Disrup Talks, 2021. 180p.; 30 cm ISBN: 978-65-5619-047-1 1. Autobiografia. 2. Superação. 3. Digital influencer. I. Editora Reflexão. II. Disrup Talks. III. Bruna Verlingue

CDU: 929

Ficha Catalográfica elaborada pela Bibliotecária Kelly dos Santos - CRB-8/9108

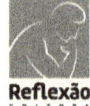

Editora Reflexão
Rua Salvador Mastropietro, 239 – Vila Prudente – 03156-240 – São Paulo, SP
Fone: (11) 4107-6068 / 97651-4243
www.editorareflexao.com.br
atendimento@editorareflexao.com.br

Todos os direitos reservados. Nenhuma parte desta obra pode ser reproduzida ou transmitida por quaisquer meios (eletrônico ou mecânico, incluindo fotocópia e gravação) ou arquivada em qualquer sistema ou banco de dados sem permissão escrita da Editora Reflexão.

SUMÁRIO

PREFÁCIO MÃE 7

PREFÁCIO PAI 9

CAPÍTULO 1 **O VERÃO DO "EU TAMBÉM!"** 13

CAPÍTULO 2 **É SÓ UMA PICADINHA!** 23

CAPÍTULO 3 **NÃO BRINQUEM COM ELA, ELA ESTÁ DOENTE!** 31

CAPÍTULO 4 **EU SOU NORMAL** 39

CAPÍTULO 5 **ARRUMEM A MUDANÇA** 47

CAPÍTULO 6 **NUNCA MAIS ESTAREI SOZINHA!** 55

CAPÍTULO 7 **O PRÓXIMO DESTINO** 69

CAPÍTULO 8 **O TÃO SONHADO PESADELO DOS 15 ANOS** 77

CAPÍTULO 9 **QUANTO TEMPO, CURITIBA!** 87

CAPÍTULO 10 **MEU PRIMEIRO NAMORADO** 97

CAPÍTULO 11 **DEFRAUDAÇÃO** 109

CAPÍTULO 12 **MORRE UMA FAMÍLIA** 119

CAPÍTULO 13 **A IGREJA** 127

CAPÍTULO 14 **É CULPA DA MICROSOFT** 139

CAPÍTULO 15 **COMO CONHECI MEU NAMORADO CHECK!** 145

CAPÍTULO 16 **BEM-VINDO À GUERRA** 157

CAPÍTULO 17 **MARCOS** 165

CAPÍTULO 18 **VIVA O HOJE!** 173

PREFÁCIO MÃE

Que honra ter a oportunidade de participar do livro da minha filha!

Bruna, tão jovem, mas ao mesmo tempo com uma história tão longa de vitórias, medos e esperança. Sim, esperança por dias melhores; eu como mãe desse ser incrível que transformou a minha vida aos 21 anos de idade! Ela é minha segunda filha, foi uma gestação um pouco mais curta do que o normal. Eu ainda não tinha completado oito meses de gravidez, e quando ela nasceu eu tive umas complicações no parto. Mas ali ela já começava a fazer toda diferença na minha vida. Ela foi colocada em cima de mim e tivemos nosso primeiro contato. Pude sentir o cheiro de vida nela, e nunca me esqueci desse cheiro; mal sabia eu que minha vida estava sendo marcada por alguém muito especial! Bruna nasceu prematura, e em Curitiba é muito frio, então eu fazia "mãe canguru": eu a colocava só de fralda dentro da minha blusa para ela mamar e se aquecer; ali ela dormia, e muitas vezes eu dormia sentada para não acordá-la. Minha mãe vinha com todo cuidado para tirar a Bruna da minha blusa, e foi assim até um, dois meses mamando no peito. Bruna sempre foi um bebê calmo, dormia bem e quando criança amava vermelho e azul; não queria pôr rosa de jeito nenhum! Sempre amou os irmãos, os primos e primas, mas acabava brincando muito sozinha. Lembro dela andando de motoquinha em volta da casa, e brincando de casinha, fazendo chá e chamando a gente de "vizinha".

Nossas vidas mudaram quando ela fez cinco anos, quando começou a nossa luta para descobrir o que estava acontecendo com a saúde dela. Passamos nossas vidas no hospital -mais tempo em hospital do que em casa - e ver minha pequena lutando pela vida sempre foi assustador. Digo sempre: se eu pudesse trocaria de lugar com ela sem pensar... dia após dia, ver tanta dor e sofrimento... Já briguei muito em hospital, clínicas laboratórios, nunca tive medo de ajudá-la a lutar pela vida dela. A Bruna nos inspira a ser melhores e não reclamarmos da vida. Ela ama conversar e o meu coração acelera cada vez que ela me chama, pois ela me chama de "Miga"; sim somos amigas! A Bruna é a amiga dos sonhos onde você ri muito, chora, conta histórias, ela ama pijamas, travesseiro e "bertinha" (como ela chama a coberta!). Vi minha filha compor suas canções no leito de hospitais, vi minha filha ter fome e pedir muito uma coxinha porque não aguentava mais ficar de jejum, já fiquei inúmeras vezes do lado de fora de centro cirúrgico ou UTI, com o coração na mão à espera de um milagre, e meu milagre sempre volta para mim cada vez que ela sai do hospital. Ela me faz lembrar daquele bebê em cima de mim quando nasceu cheirando vida, sim, eu saio da onde eu estiver e largo tudo para ter um tempo com ela, porque a companhia dela vale ouro, o som dá risada dela, enche nossos dias de alegria, e a forma como ela luta com o pior, é combustível para continuarmos lutando. Ela tem a essência de uma princesa, mas luta como uma guerreira que já foi para as piores guerras.

Sim, eu viveria tudo de novo só para te ter mil vezes, filha.

Debora Bee's
Mãe

PREFÁCIO PAI ...

Bem, falar da Bruna, é um orgulho; fazer parte da sua história, é uma honra!

A Bruna e sua luta para SOBRE VIVER. No início, foi desesperador: o medo de perdê-la me assombrava a cada instante, gerando uma sensação de impotência, mesmo dando tudo de nós, a situação só piorava. Passamos por muita dor, medo e insegurança, tudo isso em meio à muitas lágrimas. Foram muitas lutas que nos ensinaram a valorizar as pequenas vitórias. A vida da Bruna não é um mar de rosas, como ela mesma diz. Tinha todos os motivos para desistir ou se tornar uma pessoa amarga, revoltada ou conformada com tudo, atraindo compaixão pelo vitimismo. Mas... nada disso! A Bruna resolveu trazer para si a responsabilidade pela sua felicidade, decidindo seu viver segundo suas próprias escolhas.

E hoje, vejo uma mulher segura, muito alegre e feliz, realizando seus sonhos e colhendo os frutos de viver uma vida extraordinária, levando fé, amor e esperança além das fronteiras. Através das suas experiências, a autora irá lhe encorajar a enfrentar fatos obstantes, lhe incentivando a reencontrar com seus sonhos, reacender os desejos pelas paixões que a vida pode oferecer. É certo que após mergulhar nesse livro, estarás mais preparado (a) para lidar com conflitos interiores, a fim de lhe alentar novos objetivos, rumos e caminhos em favor da sua felicidade. Foi o que aconteceu comigo; passei por uma reconstrução, e agradeço a Deus pelo privilégio de ser o pai de alguém tão especial e por tudo que vivemos até aqui, pois, esse convívio tem me levando a querer ser um ser humano mais humano a cada dia.

Estou aprendendo fazer minha lista de prioridades, embasado nos meus valores, despendendo esforço no que realmente vale a pena. A autora nos provoca a refletir sobre qual é o sentido da vida, o que estou fazendo aqui e qual o meu propósito. Como posso ser útil? Que legado quero deixar? Que paixão que me move? .... É imprescindível desejar ser feliz aqui e agora!

Esperar o quê? Por que? Quando?

O conteúdo irá lhe orientar para situações que estão fora do nosso controle, proporcionando se conhecer melhor.

A Bruna ensina que:

- O poder da escolha e decisão definirá nosso futuro!
- Não podemos nos economizar, só existimos no momento ou instante presentes, então vivamos intensamente.
- Devemos canalizar nossas energias ao que é essencial; não perca tempo com coisas que não mereça o seu melhor.
- O poder da fé, que não é apenas acreditar, exige também ação.
- Nossa grande busca é o caminho da felicidade, e não devemos delegar a ninguém.

A energia que a Bruna transmite lhe fará querer descobrir ainda mais o sentido para a sua vida. Após ler essa linda e real história de superação, em um contexto de fé e amor, pode acreditar: a escritora se entregou de corpo e alma doando tudo de si, pois essa é uma de suas características. De todos os valiosos ensinamentos e mensagem que a Bruna nos traz, o que fica muito forte para mim, é: viver hoje como se fosse o último dia, pois, pior que morrer... é não viver!

Cassiano Verlingue
Pai

INTRODUÇÃO

Desculpa, mas eu vou te fazer chorar, mas também vou te fazer rir. É que eu vou te mostrar que mesmo em meio ao caos, tem como sobreviver. Que a beleza da vida não está no que temos, mas sim na forma que enxergamos o que temos. Porque como você deve imaginar, minha vida não foi uma linda história, afinal de quem foi né? Mas eu escolhi viver uma linda história; se eu só tenho uma vida, então preciso fazer ela valer a pena da melhor forma possível. Eu nem era para ter nascido, e ao longo da minha vida constantemente fui lembrada de que a qualquer momento eu poderia deixar de existir aqui.

Mas sabe o que é mais curioso? É que esse livro não é só sobre mim, é sobre você também. Esse livro é para todos que desejam viver uma vida extraordinária, pois o segredo do sucesso não está em fazer faculdade, ou ter o emprego dos sonhos e nem mesmo em construir uma família. O segredo do sucesso está em aprender a viver a vida, em viver o hoje, em levantar da cama em meio ao caos e lutar pela única coisa certa na vida: esse dia!

Eu já te adianto que essa é a história mais real que você poderia ler, cheia de pessoas normais, que erram, que são imaturas, mas querem aprender a ser maduras. E é por isso que é tão mágico, porque por ser real é que você pode aprender muito aqui, com nossos erros e acertos. Esse livro é uma jornada sobre superação, aceitação, medos, coragem e principalmente autoconhecimento. Vamos embarcar nela?

CAPÍTULO 1
O VERÃO DO "EU TAMBÉM!"

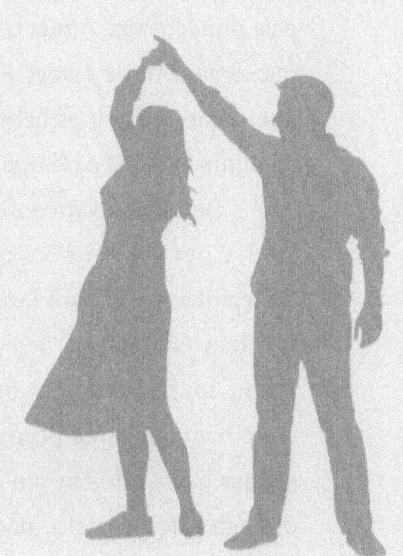

Eu me lembro

Queria muito começar essa história dizendo que em um reino muito distante nasceu uma princesa, filha de um rei e de uma rainha, que se amavam muito e que desejavam muito sua filhinha, mas não foi bem assim que aconteceu; eu não fui planejada e não tinha nem pai quando eu nasci. Na verdade, sou aquele tipo de criança que quando vemos, nasceu; mas ninguém estava esperando por ela. Então, do dia para a noite, todos à sua volta têm que encaixá-la na rotina. Talvez minha mãe tenha pensado: "Ah é só mais uma criança, eu dou conta". Mas ela estava enganada ao assinar minha certidão de nascimento, ela assinava uma nova jornada cheia de desafios. De qualquer forma, obrigada mãe, porque mesmo em meio ao caos que estava sua vida, você escolheu me ter, e foi assim que eu vim ao mundo.

Começo lembrando da minha vida desde quando eu tinha apenas seis meses de idade, não é exatamente de uma memória nítida, mas sim algo que me contaram. Afinal, eu era apenas um bebê ainda, mas foi quando conheci o hospital pela primeira vez. Ainda bem pequenininha, fiquei doente, ninguém sabia o porquê exatamente, e acabei desenvolvendo uma pneumonia, tendo a necessidade de internação. Ah, vários bebês ficam doentes, nós nascemos em um hospital, mas, na minha história os hospitais aparecem mais vezes do que eu gostaria.

Depois de vários dias internada, passou um grupo de internos no hospital, e um dos médicos do grupo - na época ainda residente – e disse assim: "Mãezinha, pede para fazer um exame de refluxo, pois eu acho que sua bebê não tem pneumonia, tem refluxo". Obedecendo ao conselho do residente, o exame foi realizado em mim e o resultado foi realmente refluxo. Esse episódio é bem marcante porque minha mãe nunca se esquece desse médico, e ela apenas havia lido em seu crachá de identificação, o nome: Lobo. Mesmo com o diagnóstico correto, não o vimos mais, mal sabíamos que esse reencontro aconteceria e ele seria meu pediatra por toda a minha infância.

Depois disso, tudo voltou ao normal, ou ao que parecia ser normal, cresci como uma criança saudável. Minha mãe, que sempre cuidou de mim fazendo o melhor que podia, era mãe solteira, cabeleireira e trabalhava muitas horas por dia. Ela se casou aos 17 anos, pois estava grávida do meu irmão João. Ela era tão linda, que era miss da cidade dela, lindos longos cabelos loiros que depois de um tempo se tornaram ruivos, *mas o que mantém um casamento não é beleza, nem dinheiro, mas sim maturidade, ou melhor, o combo da saúde emocional.* E nessa época, nem ela nem seu esposo tinham esse combo. O casamento não durou muito, pois quando meu irmão tinha perto de dois anos de idade, ela se separou e semanas depois descobriu que estava grávida de mim. Ser mãe jovem, solteira e sem dinheiro é realmente muito desafiador.

É importante eu falar isso, nem todos acreditaram que eu era filha do seu ex-marido, então eu só fui ter oficialmente um pai aos três anos de idade depois de um teste de DNA. Antes disso, ele era apenas o pai do meu irmão. Nossa Bru, mas você lembra disso? Lembro de lapsos do dia em que fizemos o teste, lembro que tinha uma mulher com uma câmera polaroide e que tirou uma foto nossa, fazia parte do protocolo ter uma foto dos envolvidos. Eu tinha apenas três anos, então eu não sabia porque eu estava ali, mas eu lembro desse momento como a primeira vez que senti como era ter uma família, consigo lembrar do sentimento, da cara que eu fiz para a foto e o quanto eu amava aquela foto. Eu só fui entender o motivo daquela foto muitos anos depois, mas eu sempre soube que tinha sido um momento especial. Agora eu era oficialmente uma Verlingue! Ele era realmente meu pai! *Não subestime a capacidade da formação de lembranças de uma criança!*

Bem-vindos à memória seletiva, esquecemos coisas simples, como que roupas usamos há dois dias, ou o que comemos ontem, esquecemos nomes, e o caminho até a casa de um amigo. Mas nos lembramos de coisas que aconteceram há vinte anos. Esse é o poder da memória seletiva. Geralmente acontecimentos que estão envolvidos com uma forte adrenalina, contextos felizes ou tristes tendem a se fixar em nosso cérebro por conta da emoção envolvida, *podemos não lembrar o contexto dos acontecimentos, mas o sentimento vivenciado no momento fica para sempre na memória.*

Eu sofri muito para entender e admirar meu pai ao longo da minha vida, sempre que ele elogiava uma conquista minha eu pensava internamente *"É né, mas você não me queria, né? Só queria o meu irmão"*. Eu senti isso dentro de mim e não sabia o motivo até pouco antes da minha festa de 15 anos, quando estávamos revendo nossas fotos e eu disse que amava aquela foto. Perguntei onde havia sido tirada e então fui saber de todo o contexto. Fiquei triste na época porque agora fazia sentido o sentimento que eu carregava, mas saber disso foi libertador, pois eu descobri que eu estava carregando o peso de uma memória. De um posicionamento imaturo do meu pai e da minha mãe na época, era um conflito entre eles, mas que eu não tinha culpa. E que por mais que eu tentasse enxergar o agora, sempre que se referia ao meu pai eu tinha essa mancha atrapalhando ver quem realmente ele era. Todos admiravam e falavam que ele era a pessoa mais bondosa do mundo e eu pensava, "Vocês não o conhecem de verdade". Ainda bem que eu reavaliei minhas memórias e pude ver que realmente meu pai era incrível.

Então, **meu conselho:** reavalie suas memórias, a forma como você enxerga as pessoas, se o sentimento que você tem por elas está ligado à alguma lembrança, que talvez você descubra que não faz sentido ignorar ou odiar essas pessoas, a postura dela ou dele foi o melhor que ele(a) conseguia oferecer na época.

"Memórias *são cercadas de sentimentos, você pode não lembrar o contexto ou motivo, mas certamente se lembrará como se sentiu*"

Te Desafio:

- Lembre-se de **um momento** feliz da sua vida:
- Como eram as cores? Vivas como se você estivesse lá agora?
- Como era o barulho? Agradável, mesmo que alto, era algo bom?
- Como era o cheiro?... essa eu não sei, e você já vai descobrir o porquê.
- Agora lembre-se de um momento triste:
- As cores são sem vida quase que desaparecendo?
- O barulho é? Angustiante, você nem quer lembrar se tinha?
- O cheiro? Vou ficar te devendo esse, mas você lembra?

Porque é isso que o nosso cérebro faz questão de fixar, de manter o mais vivo possível: as memórias boas. Pois elas produzem dopamina, oxitocina, serotonina e endorfina - os hormônios da alegria. Porém, memórias tristes, produzem sofrimento, produzem cortisol para tentar regular o estresse que essa memória causa, mas que automaticamente te deixa meio para baixo, meio chateado.

Como uma nova etapa na minha vida de criança, conheci meu pai e também comecei a passar as férias na casa dele. Assim, apresento meus pais para vocês: meu pai chama-se Cassiano, um grande vendedor, e se ele pudesse ter um superpoder seria o senhor positivo. Pensa em um cara otimista! É ele! E, minha mãe, Débora, profissão, vocês verão várias ao longo desse livro, mas minha mãe certamente seria a mulher fênix, ela tem uma capacidade de se reinventar e fazer existir vida onde seria impossível. **Que dupla né, meus queridos? Mas eles nunca foram bons em trabalhar em dupla.**

Criança tem que brincar!

Quando eu estava em Curitiba, onde eu morava com a minha mãe, eu era uma criança que não tinha muitos amigos, tinha um tio da minha idade, Leonardo, e muitos primos, que se eu fosse escrever o nome de todos aqui certamente eu esqueceria de alguém, mas os mais próximos eram o Matheus, o João Pedro e mesmo assim nos víamos muito raramente. Era uma rotina fria, solitária, e triste, coberta de medo e parecia que apesar de ser uma criancinha, eu não consegui sonhar quando estava lá, mas por que eu me sentia assim? Tinha um motivo, e vamos falar sobre ele mais à frente, mas quando eu estava na casa do meu pai, em Sinop, Mato Grosso, era o ***melhor verão de todos***!

Logo no primeiro verão após o teste de DNA, já fui passar um tempo com ele. Ora meu pai estava morando em Rondônia, ora estava morando no Mato Grosso, mas sempre lugares quentes. Meu pai me deu um dos maiores presentes da vida, que foi Sinop, no Mato Grosso- eu não sabia, mas essa cidade seria um grande cenário da minha vida.

Entenda, eu amo Curitiba e é a cidade onde eu nasci. Amo meus primos, tios, minha avó, minha mãe, mas minhas lembranças boas da cidade não conseguem superar as ruins vividas ali. Minha rotina era acordar cedo em um frio terrível, tomar banho e passar o dia na frente de uma tv, muitas vezes assistindo o que eu não queria, ajudar em uma ou outra tarefa de casa, afinal, eu era uma criança e via muito pouco minha mãe. Lembro que minha mãe teve alguns relacionamentos e de um deles, veio a minha irmã mais nova Laura, uma das crianças mais lindas que eu já vi no mundo. O que eu lembro dessa época? Medo e pavor. Tínhamos nossa casa, mas passávamos muito tempo na minha avó. O relacionamento da minha mãe era confuso, não me pergunte o motivo, eu não saberia responder, mas o nosso padrasto costumava nos prender com cadeados de bicicleta na cabeceira da cama, fechava a porta do quarto e ia embora. Como saíamos dali? Não sei, só sei que ficávamos por muito tempo ali. Então, não é que eu não gostava de Curitiba, era que a vida lá era desafiadora ao extremo.

Já em Sinop, eu tinha o Hany, meu irmão mais velho do primeiro relacionamento do meu pai, o João, meu outro irmão, que apesar de morar junto comigo ele ficava muito tempo com meu pai, e Amanda, minha prima. Ali a vida era uma "farra" e essa é a palavra usada pelos dinamarqueses para descrever a atividade primordial e essencial de uma criança: a brincadeira. A Dinamarca é um dos países mais felizes do mundo há mais de 40 anos e isso porque eles criam crianças felizes. Um dos princípios da educação deles é a farra, o ato de brincar. Através da brincadeira, uma criança, pode aprender muito e principalmente por ser o jeito mais eficaz de desenvolver habilidades sociais e emocionais. Crianças que brincam sozinhas e também com outras crianças, são mais felizes e saudáveis emocionalmente. Os pais dinamarqueses acreditam que é melhor que seus filhos aprendam a administrar suas emoções e a lidar com as pessoas, do que filhos que são gênios da matemática, mas deprimidos e isolados. Não é à toa que a Dinamarca é o país criador do LEGO.

E Sinop era minha pequena Dinamarca. Ali, crianças podiam ser crianças, e eu vou te mostrar o quanto uma simples rotina de criança pode ensinar muita coisa.

Acordávamos em um horário mais flexível, o que me fazia entender que as minhas responsabilidades não eram as mesmas de um adulto. Sempre tinha um café da manhã simples e gostoso, pão com manteiga, rapadura e café fraquinho, intitulado pela minha Vó Cida como "chafé", isso fazia eu me sentir cuidada e especial. Brincávamos através de brincadeiras simples no quintal, onde a brincadeira não dependia do quão incrível o brinquedo era, mas sim da capacidade da nossa imaginação. Até hoje tenho uma cicatriz no joelho de uma das inúmeras vezes que ralei meu joelho brincando. Tínhamos responsabilidades de ajudar a manter a casa organizada, mas tudo era diversão, até o lavar a área era algo que virava uma brincadeira de escorregar. Com isso, eu aprendi que até mesmo atividades chatas podem ser feitas de forma divertida. E ali podíamos dormir em colchões na sala, assistindo Harry Potter, e era impossível não ser divertido. Então, se você está lendo esse livro, brinque com seus filhos, seus sobrinhos, seus irmãos, pois talvez eles estejam passando situações sóbrias que você não sabe, mas você pode marcar a vida deles com memórias lindas, que os fará se tornar grande pessoas.

"Não podemos retirar a maldade do mundo, mas podemos fazer o bem de tal forma que ele será capaz de vencer o mal"

"Eu também" não sinto cheiro

Em Sinop eu descobri que eu não sentia cheiro, eu lembro que matei um "maria fedida" e todos ficaram desesperados. Então, minha avó me explicou que eu não podia fazer isso porque ela fedia quando morria, então eu comecei a pensar... feder? O que é feder? Eu realmente não sabia o que era isso, então continuei matando; vai que elas estivessem com defeito? O defeito certamente estava nela, não em mim, até que um dia o João falou:

- "Bruna não é possível que você continue matando "maria fedida" você não está sentindo esse cheiro?"

Nesse dia, eu adotei uma nova frase no meu vocabulário: EU NAO SINTO CHEIRO! Eu falava para todo mundo, minha família ria e falava para as pessoas que era uma bobagem de criança, mas, não era não. Eu tinha dois apelidos na infância: "Sisquinho", pois eu era muito miudinha e "Eu também", pois eu falava "eu também" para tudo. Se alguém falasse:
- Quero pimenta, vai querer?
Mesmo que eu não quisesse respondia:
- Eu também!

Gosto de verde, e você?

Adivinha minha resposta? Eu também.

Minha família achava divertido e me apelidaram assim, mas isso ia muito além de uma brincadeira. Não os julgo, não tinham como saber. Isso era para tudo: eu comia, fazia, usava tudo que as pessoas quisessem, pois eu queria que gostassem de mim. Lembro que meu pai amava jurubeba, você já comeu jurubeba? É muito horrível! E eu ia comer direto do pé, pois eu queria que ele sentisse orgulho de mim. Mas, por que estou te contando isso? Confúcio já dizia: "Se queres prever o futuro estude o passado", e apesar de eu ser apenas uma criança nessa época, a minha personalidade estava sendo desenvolvida, e nesse capítulo eu quero te fazer entender a importância das memórias da infância e como elas nos afetam.

Eu estava buscando aprovação. Ter nascido no meio de um furacão onde não me cabia, ter sido rejeitada no primeiro momento, e principalmente crescer ouvindo a seguinte frase "Ninguém gosta de problema e sua mãe já tem muito problema" (eu irei contar mais adiante quem me dizia isso), essas coisas me fizeram acreditar que se eu gostasse do que as pessoas gostavam, concordasse com tudo, eu não seria um problema. Então, eu não seria rejeitada.

E durante muito tempo na minha vida eu me comportei assim, tentando não ser um problema... "Está tudo bem, eu gosto de comer tudo, eu brinco de tudo, eu não me importo!". Mas, eu me importava.

Quantos adultos levam a vida assim, têm medo de fazer a faculdade dos sonhos porque alguém acha um curso bobo, ou tem medo de abrir aquela empresa porque os pais falaram que não era capaz, e as pessoas permanecem em relacionamentos ou amizades tóxicas, abusivas, por medo da desaprovação? Então, se você conhece uma pessoa ou uma criança que age assim, vou te dar um conselho: mostre para ela que você também quer ouvir e se importa com a opinião dela ou dele. Que está tudo bem pensar diferente, pois nem sempre você concorda com as outras pessoas e nem por isso as deixa de amar. O que importa é você lutar pelo que você acredita e pelo que te faz bem. Ao final da conversa, dê um abraço nessa pessoa e fale: "Apesar de pensar diferente, gostei muito de ouvir sua opinião". Acredite, isso é importante tanto com crianças, quanto com adultos.

Já dizia a Cinderela, nomes e apelidos são poderosos, têm poderes como feitiços, eles determinam e rotulam quem os possui. Jesus dizia: "Venha a mim como estas". Ele aceitava as pessoas como estavam, mas existia algo que Ele costumava fazer e que sempre me deixou intrigada: tanto Jesus como Deus, mudaram o nome de diversas pessoas ao longo da história, e sempre que eles faziam isso é como se as pessoas renascessem, saía um peso, um rótulo que a pessoa carregava e muitas vezes a fazia caminhar na direção errada, como no caso de Saulo que era perseguidor de profetas, era amargurado e cruel. Então, Deus mudou seu nome para Paulo e então ele passou a falar sobre o amor, ser bondoso, ajudar as pessoas e se tornou um grande homem. Isso sempre me fez refletir que muito do que somos foi porque alguém nos definiu assim, falaram que você era indeciso, então você começou a caminhar com esse rótulo, falaram que você era Larinha e agora você não consegue ser grande, tem medo de se posicionar e ofender, tem medo de arriscar e desconstruir a imagem de doce e pequena que formaram sobre você. Então, escolha muito bem o nome dos seus filhos, não aceite rótulos, ah mas é só uma brincadeira, é tão bonitinho o apelido...

> *Os monstros que te destroem são os que não assustam, porque aquilo que é feio te assusta e você foge, mas aquilo que parece inofensivo te envolve e te prende.*

É só o começo. Tem muita coisa pela frente, mas eu preciso te informar: esse livro é sobre mim, mas também é sobre você!

Só uma hérnia...

Quando eu tinha quatro anos, eu estava na casa da minha mãe e uma tia da minha mãe, a tia Zezé foi me dar banho e, ainda no banho, ela ligou para minha mãe pedindo para marcar uma consulta, pois eu estava com um hematoma diferente. Consultamos e então eu soube que teria que operar: eu tinha uma hérnia. Lembro que realizei uma bateria de exames pré-operatórios e fui fazer a cirurgia, sendo que os resultados indicavam ser uma criança extremamente saudável, e sem impedimentos para a realização do procedimento. Fui operada no Hospital Pequeno Príncipe, em Curitiba - um hospital pediátrico - e nesse dia, eu lembro que no meio da cirurgia, acordei. Não sei o que aconteceu, mas acordei.

Na psicologia, estudamos muito sobre as falsas memórias. Em 1932, Bartlett publicou *Remembering: A Study in Experimental Social Psychology,* onde apresentou várias experiências que demonstraram a existência de distorções de memória. Mas Bruna, o que são as falsas memórias? Este fenômeno havia já sido descrito por Freud, cerca de 100 anos atrás, e ele acontece da seguinte forma: quando um acontecimento gera uma memória traumática muito grande, nosso cérebro pode mascarar essa lembrança de como as coisas "aconteceram" para podermos lidar com o trauma. Isso acontece como um controlador de danos e sofrimento. Se essa memória é muito dolorosa e constantemente é evocada, nosso cérebro pode fazer isso como instinto de sobrevivência e preservação. Em resumo, ele te faz lembrar de algo que nunca aconteceu para esconder o que realmente aconteceu.

E eu vivi isso. No meio dessa cirurgia de hérnia, me lembro de ter acordado e realmente os médicos relataram isso, mas eu me lembro que, ao abrir os olhos, todos os médicos e enfermeiras estavam sentados e comendo uma marmita. Bizarro, não? De fato, isso não aconteceu, mas a minha mente mostra assim, com essas imagens claras em mim.

Como se fosse ontem, saí do hospital numa cadeira de rodas e estava me recuperando. A minha mãe me deu um Power Ranger rosa inflável, e dentro de mim eu disse: "Aqui eu estou segura". Hoje, sei que, segundo a psicologia, a gente pode usar aquela situação ali de conforto e transformar para a nossa realidade. Infelizmente, na verdade, eu descobri que o hospital é o pior lugar do mundo para mim. Naquele dia em que saí do hospital, havia achado que ali era um lugar seguro, pois me senti cuidada, eu tinha minha mãe comigo, coisa que não era muito fácil. Só sei de uma coisa: depois dessa ***cirurgia, eu nunca mais fui a mesma pessoa...***

CAPÍTULO 2
É SÓ UMA PICADINHA!

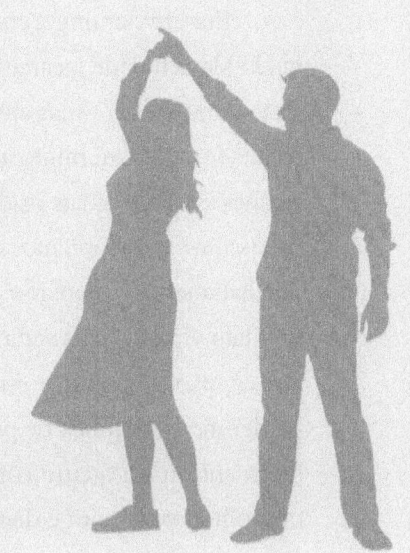

Então, voltei à minha rotina com o frio curitibano e férias com o calor mato grossense em Sinop. Eu tinha acabado de completar cinco anos, literalmente, pois meu aniversário é em novembro, fruto de Carnaval!(risos) E no final das férias na casa do meu pai, comecei a ter sintomas de uma gripe muito forte. Minha mãe foi me buscar porque meu pai estava preocupado comigo por estar meio doentinha, e ele não iria me colocar no avião apenas com meu irmão de sete anos e ele não conseguia me levar. Então, minha mãe chegou para me buscar, pois eles estavam querendo dar uma olhada na cidade e quem sabe morar por ali, mas eu só fui saber disso muitos anos depois. Imaginem, seria meu maior sonho se tornando realidade!

Já tinham tentado dar vários medicamentos para ver se eu melhorava, mas eu estava com muita febre, minha mãe me deu vários banhos, mas na primeira noite dela ali, acordei no meio da noite pedindo água. Mãe sempre sabe, tinha algo errado. No outro dia, meu pai ficou relutante em me levar ao hospital, disse que era apenas uma gripe até que à noite minha mãe disse categoricamente: "Precisamos mesmo levar a Bruna para o hospital".

Era um domingo, então meus pais me levaram ao hospital em Sinop, chamado Maternidade Jacarandás. Fiz uma série de exames de sangue. Queria falar "Não deram nada", mas até hoje espero o dia de falar essa frase. No entanto, os resultados estavam muito alterados, o médico do plantão ficou assustado, meus exames estavam iguais os de uma criança com leucemia, plaquetas e leucócitos baixíssimos, não sabíamos o que havia de errado, mas era sério. Ele me internou imediatamente e preparou o encaminhamento para Cuiabá, a capital do estado do Mato Grosso, pois seria mais seguro. Lembro que quando acordei, eu já estava lá, não sabia o que estava acontecendo, mas eu estava cuidando para não perder meus ursinhos de pelúcia que eu sempre carregava comigo. Então, uma moça entrou no quarto com uma agulha e disse: "Vou pegar sua veia". Minha mãe olhou para mim e disse: "É só uma picadinha, filha", mas ela estava enganada. Era só o começo, essas picadinhas se tornariam mais frequentes do que você pode imaginar. Se eu chorei? Sim, na primeira, talvez na segunda vez. Mas minha mãe começava a chorar e então eu lembrava da frase: "Ninguém gosta de problema, e sua mãe já tem muito problema", então talvez na terceira vez que tiveram que me furar, eu já não chorava mais, eu não podia ser um problema. Lembro que eles colocavam talhinha em mim para eu não mexer o braço e perder a veia, e eu não queria ficar com aquilo. Então, uma enfermeira colocou talhinhas de verdade nos meus três ursinhos que estavam comigo, na tartaruga e no cachorro. Então isso virou hábito, e sempre que iam trocar meu curativo, trocavam os deles também. Eles também tinham adquirido uma nova função: eram usados como apoio para minha mão, e devido a isso, o senhor urso passou a se chamar Joãozinho, pois em uma noite, ele estava no seu turno de apoio de mão e como enquanto eu dormia eu falava "Solta minha mão, João", o nome dele acabou sendo esse. Na verdade, era a talhinha que estava prendendo a minha mão, mas eu falava João porque no fundo, refletia a saudade que eu tinha do meu irmão João. Por isso, dei o nome dele de Joãozinho.

Fiquei algumas noites em Cuiabá, no hospital FEMINA. De lá, me encaminharam para Curitiba, indo diretamente ao Hospital Erasto Gaertner, onde passei algum tempo. Fiquei internada para o tratamento e começaram a investigar minha saúde para ver se era câncer, pois ninguém sabia exatamente o que estava acontecendo. Tanta investigação, e ninguém sabia o que tinha acontecido. Não, eu não tinha leucemia, mas tinha algo errado com a minha medula, e eu com apenas cinco anos com uma trombose de veia porta que resultou em uma esplenomegalia e uma trombose cerebral e que por sua vez, resultou na perda de olfato... tcharam!!!: eu não sentia cheiro mesmo. Eles não conseguiam entender o que tinha causado todo esse estrago e se continuaria a fazer; os dias viraram meses e os meses viraram anos.

Eu queria te falar que eu não entendia o que estava acontecendo, mas eu entendia, eu sempre entendi. Lembro-me que antes de dormir, minha mãe sempre lia um livro para mim, o livro era *"O quanto você me ama, daqui a até a lua?"* e o livro *"As Aventuras de Poliana"*. Esse livro da Poliana realmente mudou muito a minha vida. Eu o li uma ou duas vezes e a protagonista brincava da brincadeira do contente: sempre que algo ruim acontecia ela tentava encontrar um motivo para ficar contente, então eu comecei a brincar dessa mesma brincadeira, mesmo diante de um cenário preocupante (afinal, eu estava internada), eu buscava momentos divertidos, eu amava assistir *Discovery h & h*, então assistia séries de bolos, reforma, casamento, lembro que tinha animais desenhados nas parede do quarto e eu ficava criando histórias para eles, enfim, eu tentava me divertir.

Eu aprendi a lidar a com a dor, ela se tornou parte da minha rotina, eu não tinha medo de ver sangue, eu fazia exames superdiferentes e assustadores, e eu fingia que eu estava gravando uma novela ou um filme, eu era a atriz contratada, mas quando escurecia, uma tristeza vinha, eu tinha muito medo de dormir no hospital.

Minha mãe costumava falar que esse sentimento no final do dia, o "crepúsculo" é porque foi o horário que Jesus morreu, eu não sabia muito bem quem era Jesus, mas certamente devia ser alguém bacana porque até eu ficava triste com a morte Dele, e eu nem O conhecia. Eu sempre fui apaixonada por histórias, e lembro que a tia Zezé (a que descobriu a hérnia), sempre que comíamos tudo na hora do almoço, ela contava uma história para nós.

E um dia, ela contou a história de um homem muito rico e poderoso igual a um super-herói que tinha anjos ao seu redor. Ele tinha poder de fazer tudo apenas com a sua voz, mas ele se sentia sozinho, e queria muito ter filhos, ele sabia que seria um pai maravilhoso, então ele construiu um jardim com rios, montanhas, um sol bem quentinho e uma lua bem brilhante, árvores com flores e frutas, e todos os animais do mundo, só que eles eram bem mansinhos, e então ele fez tudo aquilo para seus filhos morarem ali, mas eles não souberam valorizar e quiseram ir embora. Então, o pai deles deixou. E aí história acabou; provavelmente a gente não comeu tudo no dia seguinte e não aconteceu a parte dois. Lembro de olhar pela janela e pensar se existia algo mais, e de lembrar desse homem da história. Eu sabia o que era se sentir sozinha e que apesar de amar muito meu pai e minha mãe, eu queria ser filha desse homem. Pôxa!, ele tinha superpoderes, e fazia os animais serem bonzinhos. Nem sempre eu conseguia ver a lua, mas quando eu conseguia vê-la, eu pensava que ele morava na lua. À noite ela ficava acesa porque ele estava em casa. Então, eu o chamava de homem da lua, e não me pergunte onde ele ficava durante o dia, não faço ideia, eu era criança.(risos)

Hoje olho para a Bruninha e penso... ela não sabia, mas já era filha dele, porque ele era Deus. Mas eu não fazia ideia que essa era a história da criação do mundo. A tia Zezé não deu nome para ninguém e ela nos contava histórias da bíblia sempre, sempre mostrando uma lição, não uma religião. Eu tinha ido poucas vezes para a igreja, minha mãe era evangélica e meu pai católico, mas eu gostava muito de ir às duas, achava muito incrível, lá todo mundo era legal e parecia feliz. Na igreja da minha mãe, tinha uma menina que cantava e eu achava tão mágico ouvi-la cantando. E é nessas coisas que eu pensava para amenizar a dor.

A rotina no hospital, no entanto, não deixava de ser pesada. Não conseguia sair muito do quarto, mas quando eu saía, era para interagir no parquinho. O chato disso é que eu não conseguia ficar muito perto das outras crianças por conta da minha baixa imunidade. **Sim, eu estava morando ali dentro do hospital.**

Crianças que não voltaram mais...

Entrar em um hospital sem saber quando eu iria sair parece loucura, e foi mesmo. Mas ali começava a minha nova realidade. De lá, não saí nenhuma vez durante todo o período. Minha mãe também não podia sair, pois o hospital exigia que fosse internado um adulto juntamente com a criança devido ao alto índice de abandono das crianças.

Meu irmão João estava morando com meu pai, mas a Laura, minha irmã, era um bebê e dependia da minha mãe. A tia Zezé estava cuidando da Laura. Minha mãe saía algumas vezes e, no lugar dela, minha avó Guiomar é quem ficava comigo, mas era sempre uma burocracia e tinha questão da minha imunidade estar muito baixa, então quem ficava comigo tinha que passar por uma quarentena para entrar, o que fez com que a minha mãe fosse a minha companhia na maior parte do tempo. Ela não trabalhava mais, acredito que meu pai nos ajudava, ele não conseguia estar presente devido seu trabalho.

Minha mãe era tão novinha, ela tinha 26 anos quando eu fiquei doente. Apesar de eu já ter passado tudo isso fico pensando se eu teria a força que ela teve e como ela teve que aprender a lidar com o medo da noite para o dia. Ela se sentia culpada, pois como ela não notou que estava doente, e se ela tivesse me levado para o hospital antes, talvez eu não tivesse feito as tromboses. No momento em que eu estava fazendo as tromboses eu senti dor? Eu estava sozinha? Essas perguntas estavam estampadas nela.

Em um dia, ela tinha uma filha saudável, no outro o médico olhava para ela e falava "Ela pode não sobreviver, pode ser que ela durma e não acorde, se ela continuar fazendo tromboses não temos como salvá-la". Eu não respondia bem aos anticoagulantes, eles me geravam sangramento e minhas plaquetas e leucócitos só caíam, meu baço (filtro do sangue) crescia cada vez mais. Ninguém conseguia achar a causa, e como já falamos, como prever futuro sem entender o passado, sem entender o que tinha acontecido ficava difícil de prevenir futuros danos. Acredite, hoje é tão claro o que aconteceu, mas naquela época, com os recursos que tínhamos, era muito difícil de entender.

E você também está tentando entender, então vamos lá... provavelmente eu já estava doente há algum tempo, eu sentia dores, fazia convulsões noturnas, mas ninguém tinha notado, provavelmente eu sofria e mantinha em segredo. Meses depois da cirurgia de hérnia, eu tirei minha mãe do sério porque queria usar uma roupa de calor para buscar meu irmão na escola, mas estava muito frio, então comecei a jogar as roupas de frio pela janela, minha mãe me deu uma surra, a primeira das únicas duas surras que levei na minha vida. Não foi forte, mas os hematomas ficaram tão terríveis, e eu mostrava para todo mundo falando que minha mãe tinha me batido. Tadinha, eu já estava doente e ela não sabia, não tinha como saber.

Um dia, conheci um menino chamado Arthur, que também era paciente, viramos amigos e minha mãe virou amiga da mãe dele, eles já lidavam bem com aquela rotina de hospital, e estavam sempre sorridentes, diferentemente de nós que parecíamos que nossa vida tinha acabado. Eles estavam na enfermaria e nós em um quarto grande, e sempre tinha Danoninho e frutas no meu quarto. Então eles sempre iam lá, e era muito divertido. Mas um dia, o Arthur não foi, na verdade ele não foi nunca mais, ele havia falecido. Como eu te disse, eu já entendia, e o que eu não entendia sobre esse novo mundo, eu estava começando a entender: as crianças que estavam ali podiam não voltar nunca mais. Será que isso ia acontecer comigo? Lembro que alguém me falou que ele tinha ficado doente e que ele nunca mais iria ver a mamãe dele. Mas eu estava doente, como assim? Eu precisava sair dali.

Ele estava doente, mas ele estava tomando remédios. Como ele não melhorou? Então, se os remédios não ajudavam e eu precisaria lutar, eu não sei explicar, mas uma chave virou na minha cabeça. Sair dali só dependia de mim e esse sentimento me acompanha até hoje, sempre que entro em um hospital, eu não espero que alguém me faça melhorar, eu preciso ficar melhor, eu tenho que lutar, por mim, pela minha família, pelos meus sonhos, eu não posso morrer. Eu sei, é exaustivo, mas acredite tem funcionado. Eu não queria morrer, eu não podia morrer!

Então, meu quadro de saúde estacionou, sem novas tromboses, mas sem melhoras nos exames- meu diagnóstico era uma incógnita. Ninguém conseguia entender por que isso tinha acontecido comigo tão pequena, uma menina com cinco anos de idade tendo sido acometida por duas tromboses muito sérias. Decidiram me mandar para casa com medicamentos e seguindo várias restrições, fazendo exames semanais, mantendo a rotina de médicos e uma série de recomendações nem um pouco fáceis para uma criança obedecer o tempo todo. Como se isso já não bastasse, um outro problema enorme nos afligia ao mesmo tempo...

CAPÍTULO 3
NÃO BRINQUEM COM ELA, ELA ESTÁ DOENTE!

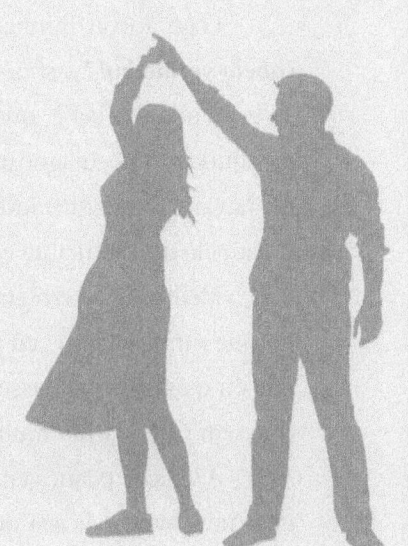

Como voltar para casa se eu não tinha mais casa?

O hospital tinha se tornado nossa casa, não apenas no sentido figurado, mas também no sentido literal. Saímos de lá e nós não tínhamos mais uma casa, nós não tínhamos mais nada, na verdade. Ficamos tanto tempo no hospital que a família da minha mãe precisou ir retirando algumas coisas, como roupas e pouca mobília e guardando na casa da minha avó. Encerrado o contrato de aluguel da nossa casa, não teríamos como pagar, pois, minha mãe não estava trabalhando.

A única saída foi irmos morar na casa da minha avó. Ficamos um tempo convivendo com ela, o marido dela, com vários tios, primos. Eu realmente não queria estar lá, amava meus primos, mas aconteciam coisas muito tristes ali, mas eu não tinha opção. Quem escuta uma criança, não é verdade? Crianças têm que fazer o que tem que ser feito. Então, minha mãe voltou a trabalhar, e marcou minha consulta com um pediatra chamado Dr. Marcelo, indicação de uma cliente dela. Quando chegou o dia da consulta, minha mãe teve uma supressa quando leu na porta do consultório dele, Dr. Lobo.

Logo ao ver minha mãe, o médico exclamou: *"**Nossa, a mãezinha do cabelo vermelho!**"*... sim, esse foi o primeiro médico a cuidar de mim quando eu era ainda um bebê, quando ele ainda era interno, tinha salvo a minha vida me ajudando no diagnóstico do refluxo quando eu era ainda bem pequena. Ele havia nos reconhecido porque se lembrava do cabelo ruivo da minha mãe! E daquele dia em diante ele passou a ser o meu pediatra.

Médico novo e regras novas, eu estava proibida de brincar, pular, correr, porque simplesmente, eu poderia me machucar e ser fatal. Não podia comer o que eu quisesse e as pessoas tinham que evitar ficar perto de mim, sem abraços, sem beijos, tudo muito bem higienizado.

A vida de criança era um fracasso, eu comecei a ir à escola e ia uma vez ao mês, pois sempre ficava doente. As crianças não brincavam comigo, mas mais adiante vou falar sobre isso. Mas as consultas eram muito legais eu, sempre ganhava balinhas de morango, desenhos de colorir, e até ganhei um certificado de coragem uma vez. Sempre que eu era internada, alguém queria me operar para tirar meu baço com medo dele romper, mas a cirurgia poderia me matar. Então, o Dr Lobo sempre ia me salvar, nós tínhamos a esperança de que meu baço parasse de crescer e conforme eu fosse crescendo, tudo ficaria mais tranquilo. Mas não era isso que estava acontecendo, os resultados dos exames só pioravam.

Eu tentava ser criança, mas era difícil, lembro que era aniversário do meu tio, irmão da minha mãe, eu pedi para andar de patinete... pôxa eu ensaiei o dia todo! Como pedir para a minha mãe, pois eu queria muito, então ela estava no churrasco de aniversário que estava acontecendo na casa da minha avó, estava cansada, era a hora perfeita, então eu pedi, ela deixou, e o que aconteceu? Eu caí e perfurei o fígado: terminamos a noite em uma ambulância a caminho do hospital, e nós já até tínhamos convênio de ambulância. Então eu entendo, eu sofria por não poder fazer coisas simples, mas quando eu fazia coisas simples eu corria mais risco que as outras crianças.

Das lembranças daquela época, era comum ver todo mundo brigando comigo porque se por algum motivo eu corria atrás de uma criança, me paravam imediatamente dizendo que eu não podia fazer isso de forma alguma.

O que eu mais escutava dos adultos era: *"... Se seu baço romper, você pode sangrar até morrer". Era difícil ouvir isso o tempo todo principalmente quando você é apenas uma criança, geralmente nossas vidas dependem dos nossos pais, mas eu já tinha entendido que a minha dependia de mim, e então eu não era mais uma criança, pois não podia agir como uma; eu tinha que ser responsável e minha vida dependia disso...*

Dr.Lobo cuidou de mim até os meus 18 anos, já não era só um médico, era da família, e realmente até os 18 anos, vez ou outra tínhamos que pedir ajuda a ele. Em uma ocasião, ele fez um texto sobre mim e para mim, intitulado **"Não brinquem com ela"**, discorrendo sobre mim. Foi como um paradoxo tão bem colocado para me proteger e para me mostrar o quanto era importante ser criança, mesmo diante das adversidades e dos riscos de me machucar, me prejudicando gravemente.

"- Não brinque com ela. Ela é doente.

Ela tinha CINCO ANOS quando escutou a professora falando pra um dos seus amigos que ele não podia brincar de correr com ela porque senão ela iria se machucar.

Foi assim que conheci minha paciente pela segunda vez.

Na primeira, com seis meses de vida, eu era residente de pediatria quando cuidei dela na enfermaria do Pequeno Príncipe numa internação por outro motivo.

Na segunda, ela tinha voltado para Curitiba para investigar uma possível leucemia por causa de sangramentos frequentes que andava tendo. (Estavam fora do Paraná). Depois de muitas investigações, longos internamentos e idas e vindas, foram me procurar no consultório.

Ainda me lembro os olhos de suplício de sua mãe **Debora Verlingue** *ainda perdida com um diagnóstico não muito esclarecido.*

Internação, exames e mais exames e o único tratamento que poderia oferecer a elas na ocasião foram as minhas palavras. Palavras apenas. Palavras pequenas. Nada mais que palavras para o resultado da longa investigação e o diagnóstico de uma trombose de veia porta decorrente de uma trombofilia.

Foram alguns anos tratando os sintomas das inevitáveis descompensações e acolhendo as frequentes angústias que transbordavam dali. Até quando afinados com a vida e não com a doença, as descompensações pareceram dar uma trégua. Não os vi mais, pois mudaram novamente de cidade.

E aquela menina que tanto queriam operar para tratar apenas os sintomas pois não iria sobreviver muitos anos cresceu... e como cresceu. Virou uma moça linda e de voz maravilhosa. Viveu dia após dia. Viu sua família crescer. Embora não a tenha visto mais, escutava notícias de vez em quando que sempre me deixavam muito feliz por saber que ela estava lá, vivendo aquilo que há de mais belo na concepção da palavra viver. Aprendeu muita coisa, tenho certeza. E deve ter sofrido bastante eu também sei. Mas como ostras felizes não fazem pérolas, estou certo que ela já é um colar delas.

Da última vez que vieram me procurar, foi porque havia piorado e precisei encaminhá-la ao meu guru dos adultos **Carlos Sperandio**. Se meus pacientes crescem, ele é quem vai cuidar de suas velhices.

A família veio pra Curitiba pois não havia mais suporte na cidade onde estavam. Assim novos exames, novas investigações e novos programas terapêuticos. Tentaram ficar por aqui, mas não conseguiram se manter financeiramente na cidade e retornaram.

Eu acompanho o facebook dela. E vejo que os valores que conheci ainda estão ali guardados. Nos seus vídeos, sempre a presença dos seus sonhos de coisas assim que todas adolescentes costumam querer.

Acho que ela não sabe o quanto gosto dela, e nem o quanto fico feliz de vê-la cantando e sorrindo.

Minhas palavras sempre foram no sentido de mostrar a eles que não existia doença ali, mas sim alguém especial com muita energia e vida. E assim vou continuar.

Mas hoje, venho falar de sua doença. Esta tal trombofilia que levou a uma trombose hepática e a uma esplenomegalia com cirrose hepática. E de nada me importa esses nomes todos!

O que me importa é que gostaria que conhecessem a Bruna, a minha eterna paciente Bruninha, e promover esta iniciativa de compartilhar sua história com meus facefriends."

Sim, esse texto contém muitos spoilers de coisas que iram acontecer, mas não tem problema pois esse médico extraordinário, mudou a minha vida e sou muito grata a ele, pois foi ele quem identificou tudo o que vinha ocorrendo comigo, estudando e cuidando do meu caso. Foram dele as palavras que ouvi um dia: "Tudo isso que aconteceu com a Bruna era porque, na verdade, ela estava tentando lidar com o trauma dela, com o maior medo dela. Uma forma que ela encontrou para enfrentar seu grande problema". E que trauma, e chegou a hora de falar sobre isso...

Eu já tinha deixado de ser criança

Difícil chegar nesse ponto da minha infância e ver que bem antes da incerteza da morte física, devido à saúde frágil que meu corpo carregava, eu havia morrido sem que ninguém soubesse. Não, não era só pelo meu estado de saúde, mas por algo bem mais pesado.

Minha mãe perdeu o pai dela, meu avô, quando ela tinha seis anos, ele foi assassinado, então minha mãe enfrentou coisas terríveis, assim como meus cinco tios e minha avó. Eu não consigo nem imaginar o quanto eles lutaram para sobreviver. Minha avó é uma mulher linda, inteligente e curiosamente, alguém com quem me pareço muito na personalidade. Ela é sem dúvida, aquela pessoa que você não consegue odiar, ela é incrível. Mas ela se casou com um monstro.

Após anos viúva, ela se casou novamente com um homem que parecia bonzinho para as pessoas, mas era cruel. Ele era o padrasto da minha mãe e assim que vou chamá-lo no livro. Ele me molestou durante anos, confesso que esse capítulo relutei muito a escrever, parece que as palavras ganham vida, e a memória né, ela quer esquecer, então fica me impedindo de pensar sobre isso. Mas vamos lá, ele esperava as pessoas saírem ou dormirem e me molestava, não faço questão de expor detalhes, mas era nojento, assim como ele.

Ele falava que eu não podia contar para ninguém porque ninguém gosta de criança que é problema e minha mãe já tinha muito problema, ou depois que fomos morar na casa da minha avó ele dizia que se eu contasse, eu e minha mãe não teríamos onde morar, pois a minha mãe já tinha perdido a casa dela por minha culpa, porque eu a deixei naquele hospital, e eu não podia fazer isso de novo.

Lembro que era ele quem me dava banho, ele me molestava e depois me dava uma surra e dizia e quando eu saía do banho chorando, ele dizia que eu não queria tomar banho, por isso ele tinha me batido. Ele sempre me batia, me deixava de castigo, enfim. Você deve estar se perguntando: "Bru mas você estava doente! Como assim?" Sim eu estava, sim eu sentia dor, sim eu tinha febre, sim! Talvez um dia eu escreva só sobre esse assunto, não sei, mas realmente precisamos falar sobre esse assunto, tem muitas crianças passando por isso agora.

Dói lembrar, mas eu o chamava de pai, pois as crianças da casa também o chamavam e eu imitava, e hoje não sou capaz de mencioná-lo nem como avô, pois quando conheci meu avô por parte de pai, descobri que aquilo ali não era ser família.

Nunca vou esquecer de um dia que meu tio estava dormindo e minha avó trabalhando, estava só eu e minha irmã na sala assistindo Castelo Ra-tim--bum. Ele chegou do trabalho e chamou minha irmã para ir dormir com ele, eu comecei a chorar e disse que eu ia. Esse episódio muitas vezes passa na minha cabeça, porque eu me entreguei para a tortura, que burrice, mas então eu lembro que enquanto minha mãe não chegava do trabalho minha avó preparava a mamadeira da minha irmã e dava para eu dar para ela, e apesar de termos quatro anos de diferença de idade, eu sentia que era capaz de tudo para protegê-la, eu nunca deixaria alguém machucar ela. Na minha mente de criança, achava que estava protegendo, que eu estava sendo um escudo ali para que ela não sofresse o que eu estava sofrendo sem ninguém saber, eu pensava: "Não tem problema, vou morrer em algum momento, e isso não vai fazer diferença alguma na minha vida, mas pelo menos, minha irmã está protegida".

Ele era doente, não fazia isso só comigo, e principalmente era cruel, ele batia nos cachorros para matar, lembro que ele colocou uma cachorrinha chama Xuxa em uma sacola e a jogou no lixo, mas a Xuxa sobreviveu e voltou para casa, lembro desse dia e de pensar, eu sou como a Xuxa- vou sobreviver.

Mas agora vou falar como humana, tirando meu conhecimento na área da psicologia, eu já tinha deixado de ser criança, eu não acreditava em Papai Noel, assim como meus primos, eu não achava o mundo um lugar incrível, sobreviver era difícil, estar no hospital doía meu corpo e quando estava fora, doía meu coração. Lembra do primeiro capítulo sobre memórias? Quando penso em Curitiba, essas lembranças me impedem de lembrar da cidade onde eu nasci, a cidade mais verde e florida... com a cor que ela realmente tem, pois eu tenho muitas memórias tristes me lembrando de lá.

Abuso de qualquer tipo, roubam e matam sonhos, é um trauma que pode gerar sintomas como ansiedade, depressão, sentimento de culpa, vergonha, ódio, medo, raiva, comportamento suicida, baixa autoestima, agressividade, tendência ao isolamento social e comportamento sexual inadequado.

Somente depois de muito tempo os médicos entenderam, ou melhor, o Dr. Lobo me fez ver que todo esse dano na minha saúde pode ter sido como uma reação do meu organismo para me defender. Eu tinha uma doença genética de fato, mas essas tromboses poderiam aparecer na minha velhice e não tão cedo. Eu posso ter feito as tromboses como uma proteção, devido ao estresse psicológico e físico, meu corpo fez isso para me tirar daquela realidade, mas o efeito foi muito pior, pois se antes eu sofria abusos quando eu ficava na casa da minha avó, agora eu morava na casa da minha avó, então me mudei para os fundos da casa da minha avó.

Ele era pai de um tio meu que tem praticamente a minha idade e crescemos juntos, e caso você leia esse livro, quero que você saiba:

Eu sinto muito, eu sei que ele era seu pai, e eu repensei muito se iria falar sobre isso no livro e respeito a consideração à vó, pois seu pai me deixou marcas de crueldade. Mas você é uma das pessoas mais bondosas que eu conheço. Mas isso não é sobre mim ou sobre você, é sobre as milhares de crianças que estão passando por isso hoje, não vou mencionar seu nome nesse capítulo, mas saiba: eu amo você e você é o tio/irmão mais incrível do mundo, além de ser extraordinário.

E se você está lendo esse livro e passou por algo parecido, saiba que eu te entendo, sei como é difícil contar. Sei como isso tudo pode despertar nosso lado mais sombrio e sei como é viver por fora e estar morta por dentro.

Até que...

O calor traz vida!

Algo de extraordinário aconteceu!
Como uma graça vinda do céu, minha mãe chegou e disse: "nós vamos nos mudar daqui. Nós vamos mudar de estado. A gente vai para o Mato Grosso, lá para perto do seu pai". Minha mãe era apaixonada pelo meu pai ainda e alguém na igreja disse que era para ela restaurar o casamento dela, que Deus tinha falado.

Eu não estava nem acreditando. Era a melhor coisa que podia acontecer comigo no meio de tanto pesadelo. Então, pouco depois, nos mudamos para Cuiabá, não exatamente onde meu pai morava, mas era mais pertinho dele.

Você deve estar se perguntando: "Você saiu por causa dos abusos sofridos? Tinha contado para sua família?" A resposta é não. Não saímos por causa do abuso, não foi por isso. Eu ainda me mantinha em silêncio. O que importava naquele momento, era a nova chance de mudança que a vida estava me oferecendo. Era quase inacreditável para mim! E eu não podia estragar tudo, muitas pessoas pensam como eu pensei, vou embora e nunca mais nada vai acontecer, mas esse pensamento é egoísta e enganoso.

CAPÍTULO 4
EU SOU NORMAL

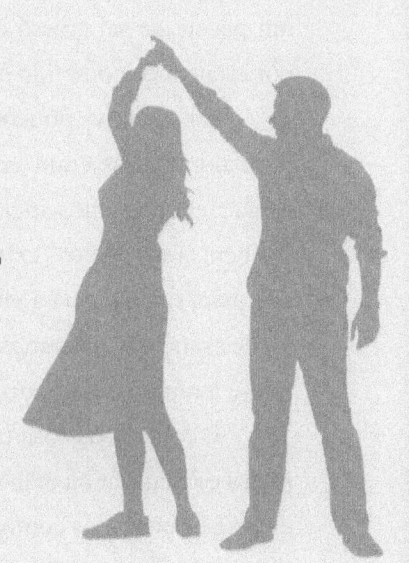

Cidade nova, vida nova, tudo era ótimo, e por mais que Cuiabá fosse uma capital, eu estava longe dos médicos, então eu acabava conseguindo ser mais livre, uma internação e outra de vez em quando, mas muita brincadeira.

Nos primeiros meses, nós moramos na casa do tio Dalmar (filho da tia Zezé) e da tia Wandy. Eles tinham apenas cinco filhos. Pensa se não era o melhor lugar do mundo para uma criança? E realmente era, lembro que quando chegamos em Cuiabá fomos a uma loja de departamento cujo nome não me recordo, mais parecia muito a Havan, nem sei se existia Havan na época, mas fomos comprar um colchão de ar para nós. Apesar de eu ter vindo de uma capital, eu me senti como a menina do interior, pois eu nunca tinha ido a uma loja daquelas. Eu amei ter meus primos para brincar: era uma casa grande e acolhedora e eu me sentia tão normal ali, tão feliz! Lá eu subi em árvores, claro que escondido de todo mundo e com a ajuda do meu primo Matheus, uma criança doce e extremamente bondosa, lembro que uma vez, comemos um pacote de sal grosso escondido, estava na garagem e achamos o máximo por estávamos comendo aquilo escondido. Crianças, era tão bom ser criança.

Sabe, eu tive poucos amigos, brinquei com poucas crianças, mas a grande maioria delas eram crianças bondosas ao meu redor. O Matheus e seus irmãos eram primos incríveis, nunca me fizeram nenhum mal, e seus pais também eram pessoas extraordinárias. Mas mudamos de casa, para um espaço só nosso, que parecia a vila do Chaves. Os vizinhos eram todos queridos e de idade avançada, passamos muito tempo na nova casa, morávamos eu, a minha mãe e a minha irmã Laura. Meu irmão morava com meu pai.

E como toda rosa tem espinho, meu espinho era a escola. Eu odiava ir para a escola! Minha mãe sempre explicava aos professores sobre a minha condição e os cuidados comigo, e então, todos os alunos sabiam que não podiam me machucar por causa do meu problema. Então, não eram todas crianças que brincavam comigo, e eu sempre era a criança que ficava ajudando a professora para ela não me perder de vista. Me lembro que eu estava na primeira série e estávamos todos brincando no parquinho e no pega-pega, um menino chamado Pedro, me empurrou sem querer e eu caí. Quando levantei, minha mão não parava de sangrar e eu disse que estava tudo bem que já ia parar, mas não parava. Falei que eu ia esconder, ninguém ia ver, pois eu estava com medo que eles parassem de brincar comigo, mas minha mão não parava de jeito nenhum de sangrar e as meninas da sala começaram a ameaçar o Pedro, falando que iam contar para a professora. Ele começou a chorar e pedir desculpas, tadinho, a culpa não era dele porque estávamos só brincando. O que aconteceu foi que a professora viu a movimentação estranha, então o Pedro ficou de castigo de ir no parquinho por uma semana e levou um bilhete na agenda. No outro dia, os pais dele estavam no colégio para conversar, lembro da mãe dele conversando com a professora na porta da sala e apontando para mim. Eu fiquei me sentindo tão culpada por ser daquele jeito. Nas próximas semanas ninguém mais brincava comigo e eu realmente não sabia o porquê. Demorou para eu descobrir que os pais do Pedro tinham falado: *"Filho não brinque com ela porque ela tem uma doença contagiosa"*. E claro, isso repercutiu entre as *demais crianças que começaram a me chamar de menina morta. Infelizmente eu parecia mesmo, tinha muitos hematomas e muita olheira, meu cabelo estava sempre caindo muito e eu era bem magrinha.*

Vou ser sincera; aí eu aprendi uma lição: as pessoas agem conforme as informações que têm, e eu não culpo as crianças, pois elas eram apenas o reflexo dos seus pais e até dos próprios professores que, muitas vezes devido aos riscos que eu corria caso me machucasse, acabavam me isolando de todas as brincadeiras e atividades para evitar acidentes. Desse isolamento todo, eu por exemplo, nunca fiz Educação Física. Nunca.

Eu nunca fui a aluna nota 1000 devido as constantes faltas, e principalmente as dores. Hoje eu olho para Bruna criança e tenho uma superadmiração, eu tenho uma doença crônica que traz dores crônicas, respirar dói, pois, o baço fica empurrando minhas costelas, pulmões, rins. Tudo dói, meu sistema linfático e sanguíneo vive um colapso, então eu tenho que conviver com muitas dores. Adulta hoje, é difícil uma semana em que para conseguir ter uma noite sem dor ou sem sangramento, eu não tenha que tomar um remédio. Quando eu era criança, eu não tinha esse luxo, eu não tomava medicamentos para dores, eu lembro de quantas provas eu lutava contra a dor para conseguir concluir e segurando o choro. Mas, como é possível alguém viver assim? Eu não sabia viver de outra forma, eu só fazia de tudo para viver.

Mas sobreviventes sempre aprendem com os erros, eu não queria ser ainda mais, a menina morta, então, quando eu mudava de colégio, eu pedia sempre para minha mãe: *"Não conte que eu sou doente"*. Para ninguém perceber, eu sempre fingia que eu estava me sentindo bem, mas não era verdade. Então, quando alguém batia em mim por algum motivo, e surgia um roxo e eu começava a sangrar, eu mostrava que estava tudo bem e disfarçava para ninguém perceber. Um episódio bem recorrente era quando meu nariz sangrava no colégio e eu corria para o banheiro, me escondendo de todo mundo. A escola então, sempre foi um período muito, muito difícil.

Para piorar ainda mais, quando eu ficava doente e simplesmente sumia devido as internações e os tratamentos a que era submetida, (às vezes chegava a faltar um mês inteiro por estar internada), no meu retorno às aulas, o que eu ouvia de todos era muito degradante para mim: *"Você não leva a escola a sério. A minha mãe me falou que você nunca vai passar de ano porque você não leva a sério o colégio. Minha mãe disse que eu não podia ser sua amiga porque você sempre falta. Você não é um bom exemplo".*

Com isso, eu era uma criança que sofria não só fisicamente, pela doença que não sabiam direito como me tratar, mas porque eu não era igual aos meus colegas. Eu não senti cheiro e sempre que alguém descobria isso, eles queriam ver se era verdade; faziam brincadeiras e me deixavam presa após passarem um produto forte perto de mim para eu passar mal. Sem contar naqueles que faziam "pegadinha" comigo e diziam que havia um cheiro ruim na sala e perguntavam se eu estava sentindo. Demorou um tempo para eu entender que peido fede, e geralmente era eu que peidava na sala. Então, depois de um tempo, eu fui descobrir que fedia, e aí algumas pessoas notavam que vinha de mim o cheiro e eu virava o assunto da sala, até que comecei a fazer de propósito. Uma coisa que vocês vão descobrir é que infelizmente minha história de vida tem muitas partes tristes, mas não, eu não sou vítima, **o vitimismo só serve para pessoas que acreditam ser incapazes, eu era diferente, mas capaz de tudo.**

Lembro quando começava a ensaiar a valsa da formatura, a professora começou a dividir as duplas, mas dias antes arrumando junto com a professora os bilhetes da formatura, eu pedi para ela se eu podia fazer par com o Pedro, ela disse que sim. Eu lembro de olhar nos olhos dela e falar: "Você me promete?" E ela disse: "Sim, Bruninha". Eu era apaixonada pelo Pedro, infelizmente durante muito tempo fui do tipo que se apaixona fácil, vocês vão ver isso ao logo do livro (risos), mas o Pedro tinha feito todo mundo me odiar, e então agora ele teria que dançar comigo, e o melhor, os pais dele teriam que tirar fotos dele dançando comigo, a menina morta. Mas não, eu não era mais apaixonada pelo Pedro, ele era um menino bem moreno e inteligente, mas eu só quis dançar com ele pelo resultado final. Até hoje tenho vontade de querer ver como os pais dele explicaram para ele que ele não estava doente e que eu não tinha uma doença contagiosa porque ele se negou a ensaiar comigo, e no dia da formatura, depois da valsa, ele estava na sala chorando junto com os pais dele dizendo que agora ele estava doente porque tinha encostado em mim. Eu lembro de ficar observando pelo canto da porta o pai dele brigando com mãe dele e dizendo "Viu, você foi falar que a menina tinha uma doença contagiosa", e a mãe dele tentando acalmar o menino e explicar que ele estava bem, que eu não tinha uma doença contagiosa. Então não, eu não era vítima, eu sempre fui a protagonista da minha história.

Eu não acredito que crianças podem ser cruéis, acredito que adultos maldosos criam crianças maldosas, e ainda pequena eu percebi isso... mas vamos continuar falando de amor, porque agora tem uma nova paixão no ar!

De repente, família

Eu continuei fazendo consultas em Curitiba, mas abrimos nossos horizontes para outros grandes hospitais. Por conta disso, fui para São Paulo me tratar no Hospital Sírio Libanês, também passei por tratamento em Porto Alegre e em várias outras capitais que alguém falava que tinha algum médico bom. Toda vez que sabíamos de uma nova chance, corríamos em busca de um diagnóstico e cura. Infelizmente, não se resolvia muito. Mas meus pais se dedicavam para o meu bem. Embora separados, se organizavam, se empenhavam e se uniam para tentar buscar uma alternativa para meu tratamento, além de quererem o bem da família.

Foi numa dessas viagens, que algo maravilhoso aconteceu: **meus pais se apaixonaram de novo! Meu irmão já estava morando com a gente** já e um belo dia, meu pai veio visitar a gente e falou que ele queria ter uma família, que ele não queria mais que vivêssemos separados, e então, que ele tinha vindo buscar a gente e que todo mundo ia morar junto a partir de agora. Ele tinha comprado uma casa em Sinop e seríamos uma família unida. Eu nem acreditava, que isso um dia poderia acontecer!

Eu não sei explicar, mas **naquele dia em que ouvi as palavras do meu pai, eu chorei tanto... tanto, mas tanto,** que todo mundo achou que eu estivesse passando mal. Passei anos da minha vida sem entender porque eu tive aquela crise de choro, eu estava muito feliz, eu ia finalmente ter uma família, ia para Sinop. Mas tem coisas que não tem explicação, eu chorava de tristeza, uma tristeza profunda. Talvez você vá pensar que estou louca, mas nessa noite eu senti uma tristeza tão forte que voltei a sentir anos depois quando meus pais se separaram novamente, é como se de alguma forma eu pudesse ver o futuro, eu sei parece loucura, mas foi o que aconteceu. Logo então, preparamos a mudança e viemos para Sinop.

Aqui em Sinop, fui estudar, mas como vocês já sabem, eu não gostava da escola. Eu pedi para que minha mãe não contasse mais que eu tinha problemas de saúde e disse que iria me cuidar, tadinha da minha mãe, confiou em mim e acabou vivendo uma situação muito constrangedora. Certo dia, ela foi me deixar no colégio e o conselho tutelar estava lá, deu o maior rolo, o colégio havia chamado pois eu faltava muito na aula (sempre que eu passava mal acabava ficando em casa ou indo para o hospital, mas eles não sabiam) e também porque eu tinha muitos hematomas pelo corpo. Para minha mãe ser liberada, precisou de uma declaração médica, pois ninguém estava acreditando nela. Não julgo o colégio, e coitada da minha mãe, mas então virou um costume levar uma declaração médica do meu estado para todos os colégios onde já estudei.

Em contrapartida, minha vida era um sonho, meu pai logo terminou de construir uns apartamentos no centro da cidade e mudamos para lá. Tínhamos uma babá que amava assistir "Rebeldes" e nós também assistíamos. Meu pai trabalhava, minha mãe também, mas éramos felizes.

Vida Eterna

Na mesma época, começamos a frequentar uma igreja onde eu comecei a ter novos amiguinhos e novas amizades foram surgindo. **O mais legal da** *igreja é que as crianças me entendiam e oravam por mim.* Elas não ficavam me julgando, e porque elas me acolhiam tão bem, eu fui me esquecendo das crianças do colégio. Quando eu ia para igreja, todo mundo me tratava como uma criança normal e isso era incrível, pois eu sentia como se tudo que eu vinha passando fosse acabar em algum instante. Era a fé acreditar no que não se pode ver, me ensinaram acreditar que eu era curada e então eu seria! Ou melhor, eu já era! Havia momentos em que eu ficava internada, mas não tinha mais aquela rotina de milhares de exames, por isso, era uma vida de rotina mais normal que eu já tinha vivido até ali. Até passei as festas de fim de ano toda ralada após um pequeno incidente envolvendo eu, meu irmão e a bicicleta. Sim, ele me atropelou, mas foi sem querer.

Certo dia, quando fomos para uma chácara com o pessoal da igreja, então o pastor entrou no rio e as pessoas desciam, iam até ele e então ele perguntava: "Você entende que Deus enviou Jesus para morrer em nosso lugar para que tivéssemos vida eterna? Você entende Jesus como seu único e suficiente Salvador?"

E quando a pessoa falava sim, ele a mergulhava - quando ouvi aquilo, eu disse: "Eu quero, eu quero". Eu era muito pequena, então os adultos me ignoraram, mas o pastor disse, deixa ela vir.

Jesus morreu no meu lugar, eu realmente não conhecia muito sobre Ele, mas eu queria viver, então tudo que eu mais queria era mergulhar naquele rio; e olha que eu tinha me afogado há poucos dias em uma piscina infantil em um pesque-pague chamado Curupy, mas eu deixei meu medo de lado e fui.

Acredito que esse pastor que se chamava Amilton teve a fé que muitos ali, que quem sabe, eu poderia ser curada. Eu também tive esse pensamento e acreditei que eu podia voltar daquela água sem nenhuma dor, sendo normal, mas isso não aconteceu.

Mas muitas coisas incríveis aconteceram naquela igreja, eu conheci tanto sobre Jesus- cantávamos, desenhávamos, todos os sábados de tarde tinha escolinha infantil com a professora Kelly, era muito incrível. Eu conheci muito sobre a bíblia ali, desenhos sobre Moisés, Abraão... era um mundo mágico.

Meu pai não ia sempre à igreja, ele ia em churrascos, bebia e minha mãe ficava muito brava com isso, mas como crianças são, minha mãe fala que Deus não gostava daquilo, então eu ficava muito decepcionada com meu pai porque ele bebia, como se isso fosse fazer Deus amar menos ele. Iludida!

Eu amava Sinop, mas meu pai veio com uma notícia inesperada: "Vamos mudar de cidade". Ficamos superempolgados, mas nem imaginávamos que isso se tornaria um hábito.

# CAPÍTULO 5

ARRUMEM A MUDANÇA

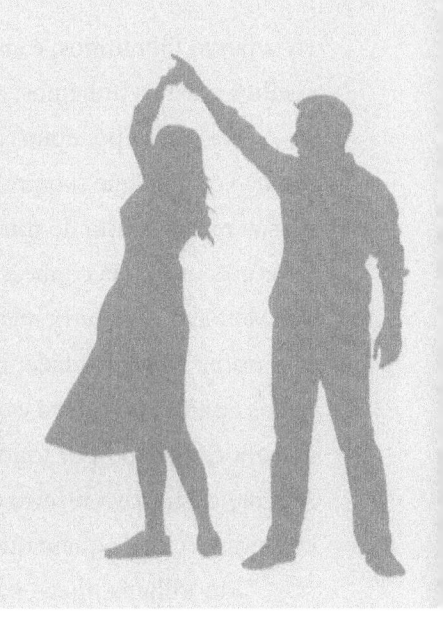

Meu pai havia sido transferido no cargo da empresa e fomos para lá, ficando mais próximos dos parentes paternos: a minha avó Cida, a mãe do meu pai e mais um casal de tios. Para a minha alegria, foi tudo diferente, mas muito legal. Lá, eu descobri que eu podia ser feliz na escola! Fui para um colégio evangélico, batista e eu comecei a fazer amigos ali porque esses meus amigos do colégio pensavam igualmente aos meus amigos da igreja: "*Que se eu tinha um problema de saúde, Deus podia me curar, que Ele podia me transformar, que não era algo tão ruim assim, pois não existe nada impossível para Deus*".

Então, pela primeira vez vocês vão me ouvir falando isso, mas sim, eu amava ir ao colégio. Meu irmão e minha irmã também estudavam ali e eu amava aquele lugar. Foram realmente dias muito bons. Minha mãe começou a ficar mais em casa, montou um salão de beleza no fundo de casa, pois ela queria se fazer mais presente na nossa criação, e meu pai viajava muito. Ali tínhamos uma cachorra que trouxemos de Sinop, o nome dela era Vitória, porque a encontramos na rua muito machucada, e ela sobreviveu. Era muito gordinha, vivia tendo filhotinhos, e ela só não conseguia ter mais filhotes que o casal de coelhos que nós tínhamos, a casa tinha um quintal grande e árvores frutíferas.

Nesse tempo, começamos a conviver mais com a família do meu pai, minha vó Cida, que sempre foi uma mulher muito calma, meu tio José que é a pessoa mais piadista do mundo, e a tia Odete que é uma das pessoas mais intelectuais que eu já conheci; foi ela quem me deu os melhores livros do mundo. Meu avô era um homem bom, mas o víamos muito pouco, pois ele não morava na mesma cidade, morava mais no interior do estado, então às vezes íamos visitá-lo no Cabixi e era um dos lugares que eu mais amava ir, pois meu avô era conhecido por todo mundo e eles tinham muitos imóveis na cidade. A gente costumava brincar que ele queria ser prefeito, como não conseguiu, comprou a cidade quase que toda, mas a verdade é que era uma infância boa.

Em Vilhena, meus pais se casaram na igreja, não foi bem na igreja, foi num restaurante, mas teve a benção do pastor. Minha mãe usou um vestido rosa, a minha mãe sempre foi diferenciada, e eu e meus irmãos entramos na frente, bem arrumadinhos e animados. Foi especial, era um sonho dela, e ela realizou talvez não como nos casamentos dos sonhos, já que foi um casamento meio comunitário, mas ela realizou! Mas aguarde sobre esse caso porque vai chegar a hora de falar deles.

Tenho poucas lembranças da igreja, lembro que eu brincava de fazer culto na área de casa, e já te adianto; cuidado com o que você brinca, pois pode se tornar realidade. Mas a igreja de verdade, não lembro de amigos da minha idade, e pode ser que eu realmente não tivesse, pois existiam duas irmãs: a Cássia e a Marina, que eram bem mais velhas do que eu, acho que elas estavam perto dos 20 anos, e eram duas japonesas que sempre me chamavam para dormir na casa delas. Elas faziam a noite do pijama, brigadeiro, pão de queijo, elas eram jovens bonitas, inteligentes e a casa delas era incrível, mais que isso, elas eram especiais. Anos depois, alguém disse que elas faziam isso pois eu era bem isolada das crianças, a Marina, a mais velha tinha um problema de saúde, bem grave, pois a coluna dela era cheia de ferro, foi uma criança que viveu em hospitais, fazendo diversos tratamentos, e principalmente, aprendeu a viver com muitas limitações, muita dor, nossa eu não tinha ideia disso na época, mas éramos muito parecidas. Sabe o que é mais incrível? Anos depois, quando eu já tinha uns 16 anos, voltei a falar com ela e sabe, falaram que ela não viveria, e ela vive, falaram que ela não seria mãe, pois bem ela tem dois lindos filhos, e a Marina foi o primeiro milagre que eu conheci na vida, ela não havia sido curada, ela simplesmente aprendeu a viver, apesar das limitações. E eu com tempo começaria a entender que milagres têm um poder incrível de te fazer acreditar, de te inspirar.

E falando sobre cura, vamos falar da igreja...ela era incrível, tudo lá era perfeito, o ministério de dança era incrível e o teatro surpreendente, o pastor era um homem bondoso, e me lembro que certa vez, sua esposa, a pastora, no caso, teve que fazer uma cirurgia. Minha mãe se ofereceu para ajudar a cuidar dela, pois a minha avó havia realizado a mesma cirurgia alguns meses atrás e minha mãe foi quem cuidou dela, e convenhamos, minha mãe que cuidava de mim, um pouco ela entendia. Então tenho algumas recordações de nós indo no período da tarde para cuidarmos da pastora. Tudo ia bem com ela, já estava melhor, até que em uma manhã, ela veio a falecer. Pôxa, mas ela era a mulher do pastor, por que Deus não a curou? Eu nessa fase me perguntava por que Deus não me curava, sempre oravam e até me davam coisa para comer, e me diziam que seu tivesse fé eu seria curada. Eu tinha fé, eu queria muito ser normal, nunca mais sentir dor ou ser furada, mas pôxa, ela era a mulher do pastor, o homem que orava para as pessoas serem curadas, por que Deus não a curou? Porque não era assim que funcionava, Deus não cura uma pessoa porque ela é boa ou porque ela merece, aquela mulher era boa, ela merecia! Mas a vida ia além disso, todos temos um propósito, e mesmo que não consigamos entender, ele está acontecendo igual. A vida desse pastor se transformou tanto depois da morte da sua esposa, ele foi para outro país, ele teve que romper barreiras, enfrentar julgamentos, ele teve que se conhecer. Mas se isso não tivesse acontecido, se ela não tivesse partido, talvez tudo fosse diferente, ele não viveria tudo que ele precisa viver, a morte da pastora tirou muitas pessoas da zona de conforto e quando, falei mais acima, tudo era incrível na igreja, mas era perfeito demais, e a vida é imperfeita, então se está perfeito provavelmente está faltando vida. Essa situação deu sentido ao versículo:

"Para tudo há um tempo, para cada coisa há um momento debaixo dos céus: tempo para nascer, e tempo para morrer; tempo para plantar, e tempo para arrancar o que foi plantado." Eclesiastes 3: 1e 2

Ah e falando em tirar da zona de conforto, novamente fomos retirados da nossa, quando meu pai nos comunicou que mudaríamos de novo...

A chácara dos sonhos

Após um ano morando em Rondônia, desta vez, fomos para Campo Grande, no Mato Grosso do Sul. Meu pai foi transferido novamente por causa da empresa, e lá ele alugou uma chácara para a gente morar. ***Foi a experiência mais louca da minha vida: morar numa chácara para uma criança é um mundo de imaginação, um mundo perfeito***.

E se o colégio anterior era incrível, até festa de despedida fizeram para mim e para meus irmãos, então esse novo colégio só tinha uma coisa legal, que era o colégio onde o Luan Santana estudou quando era criança. Voltei à rotina de zero amigos. Então trabalhava como monitoria no recreio, eram os alunos que batiam a corda para os outros brincarem e cuidavam para ninguém se machucar. Pelo menos me sentia importante, tirei minha primeira nota baixa da vida, e chorei muito, mas olhei para mim no espelho do meu quarto e disse: "Eu dei o meu melhor" e então decidi que nunca mais choraria por causa de uma nota baixa, e realmente nunca mais chorei, mas também seguia uma regra: eu não colava, e estou sendo sincera, poderia nem falar isso aqui, mas o fato é que mesmo que não fosse uma nota boa, eu ficava feliz comigo mesma por ter tentado, se eu acertasse metade, era porque eu realmente sabia aquilo. Então não era motivo para vergonha.

Mas eu voltei a ficar doente e os médicos começaram a investigar minha medula porque eles estavam com medo do surgimento de novas tromboses. ***Nesse período eu me lembro de ter feito um dos piores exames que já realizei*** (e que ainda faço), que é a punção de medula. É um exame em que anestesiam apenas a região da medula e a gente não dorme, fica acompanhando o procedimento. Não é nada agradável, mas é pior se a anestesia não pegar e me lembro que em Campo Grande isso aconteceu, eu tinha nove anos e senti uma dor tão terrível que eu chorava e implorava para pararem, mas ninguém parava. Eles começam a raspar o osso da medula para tirar o líquido de dentro e a anestesia não tinha pego. Mas quem escuta uma criança? Deve ser frescura, é drama, ela está assustada!

Eu sei onde foi feito cada pulsão de medula, pois quando esfria ou quando estou cansada, sinto doer. Eu tive médicos extraordinários, e outros nem tanto! O erro é achar que é só uma criança, não é só uma criança, já deixamos de ser só uma criança e há muito tempo eu sempre pensava: "Sabe essa dor, essa doença que todos estão tentando entender, que você lê nos livros sobre os sintomas e lê artigos? Então, está dentro de mim, e sou eu que luto todos os dias contra ela, o que para você é teoria, dentro de mim é realidade. Mas claro que nunca falei isso, mas minha mãe disse que não deixei essa situação passar em branco.

Eu lembro vagamente, mas minha mãe e minha vó Cida que estava junto, dizem que eu vinguei a minha dor, quando voltei para a consulta com a médica que anteriormente disse ter a solução, que era moleza, a tal médica que me submeteu ao exame sem anestesia e ignorou meus pedidos para ela parar, então ela olhou os exames e disse que não tinha como ajudar. Apesar de eu ter apenas nove anos, minha mãe disse que eu me transformei e disse:

"Ué você disse que sabia como resolver, que era moleza, então eu não vou sair daqui sem a solução! Você disse que eu estava perdendo tempo em outros lugares e que minha doença não era nada, se você teve coragem para falar isso tem que ter para resolver. Cadê a solução? Agora eu quero! Vamos? Não era fácil?"

Eu não duvido de ter dito essas coisas, pois me lembro que enquanto perfuravam minha medula e não me ouviam quando eu pedia para parar, eu só queria mostrar para ela que eu estava entendendo tudo. Escorpiana né, mores, a vingança tarda mais não falha, brincadeiras à parte, eu quero levar você, pai, mãe, médico(a), enfermeiro(a), tio(a)... enfim quero que todos entendam, não era só uma criança ali, não era só uma picadinha, e ser sincero muitas vezes é o melhor. Falar a verdade é nós darmos o direito de nos preparar para o nível do que vamos lidar. Não era só uma picadinha, então <u>por que</u> está doendo tanto? Será que sou tão fraca assim? Entenda, seja sincero! Não existem meias verdades.

Se você tem medo de falar a verdade e magoar, lembre-se que quando você mente, a pessoa vai acabar descobrindo e vai se magoar, a mentira não é para proteger o outro, é só para sua autoproteção.

Mas apesar de todo aquele martírio, em paralelo, mesmo eu fazendo aqueles exames e tratamentos, **quando eu voltava para a chácara, eu era criança de novo.** Eu podia brincar, me divertir, e até que quebrei o braço, como qualquer outra criança que cai e quebra algum membro do corpo. Era vida. Eu tinha também o meu irmão e a minha irmã ali, minha mãe, e a gente teve até um bode também chamado Zidane! Havia vários pintinhos galinhas, até tartaruga, piscina olímpica, casinha de bonecas, foi ali que quebrei meu braço direito e tive que usar gesso, foi ali que fingíamos que nossa casa era mal-assombrada, ali eu fui professora, fazendeira, veterinária... ali eu fui a Barbie! (risos)

Fizemos vários retiros na igreja e ali eu participei pela primeira vez do ministério de dança, e era incrível morar ali, mas a minha mãe não gostava de lá, nunca gostou; meu pai viajava muito, e ficávamos lá isolados. Para nós que éramos em três filhos não sentíamos essa solidão, mas eu entendo a minha mãe se sentir só. Durou quase um ano, pois depois, mudamos de novo! Porque a vida é assim, só de mudanças. Mais à frente vou falar sobre os efeitos de tantas mudanças na infância...

Bem-Vindo a Toledo

Meu pai mudou de empresa, ou foi transferido, variava muito, fato é que mudamos muito ao longo da nossa vida, e desta vez, fomos para o Paraná. A gente foi para Toledo, meu tio Ricardo, que é irmão da minha mãe, morava lá e não tinha filhos naquela época, mas mesmo assim ele era muito incrível. Ele levava a gente para brincar no parquinho e a gente super se divertia.

Meu pai viajava muito, então em todas essas cidades em que a gente morou, ele viajava quase o tempo todo e não era muito presente. Mas, quando ele estava conosco, ele era um ótimo pai! Para mim, estar morando numa cidade onde tinha um tio que estava sempre junto com a gente para levar ao parquinho, para buscar na escola e ficar muito próximo de nós, foi algo muito bom. Lembro que um dia ele nos levou para o parquinho que ficava no lago em Toledo e eu fui descer o escorregador e caí e tive uma convulsão. Só estavam eu e minha irmã no parquinho, ele tinha levado a Belinha (uma cachorrinha Yorkshire que ele tinha) para passear, juro que quando voltei eu não enxergava nada e sentia que estava morrendo, mas eu sobrevivi e levantei e fingi que nada tinha acontecido. Só soube da convulsão porque as pessoas em volta falaram, então corri para meu tio com a minha irmã fingindo plenitude. E fomos embora, disse que queria ir ao banheiro. Três dias depois, não aguentando mais de dor, eu contei o que tinha acontecido para minha mãe, eu não queria que ela me proibisse de ir ao parquinho depois da aula, então tive que ir ao médico, e eu tinha descolado meu braço, ninguém conseguia entender como eu escondi essa dor por três dias. Na verdade, eu era boa em esconder as coisas.

Naturalmente, por estarmos no Paraná, a família da minha mãe começou a se aproximar de novo da gente, o que não era uma experiência boa para mim. Lembro-me que quando chegavam para passar o Natal com a gente, minha avó e o padrasto da minha mãe, acabam vindo também, juntamente com meus primos (que eu amava muito), então era ao mesmo tempo, um sentimento de que eu queria que eles estivessem com a gente, mas ao mesmo tempo, eu não queria.

Naquele período, um pensamento insistente começou a brotar em mim quando eles começaram a se aproximar mais. Comecei a pensar que eu tinha de falar que algo tinha acontecido comigo lá no passado. Mas eu pensava na minha mãe, porque era a família dela, ela os amava muito eu sabia como era ruim ficar sem uma família. Então, eu não queria que ela perdesse a dela. E principalmente o medo de não acreditarem em mim, quando eu disse que não sentia cheiro, ninguém acreditou até que fosse provado, mas e agora como eu iria provar?

CAPÍTULO 6
NUNCA MAIS ESTAREI SOZINHA!

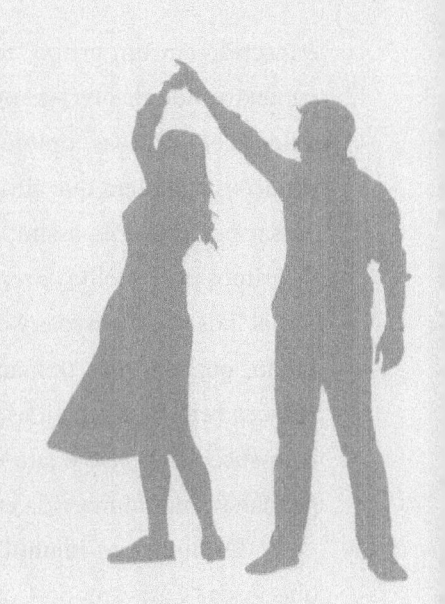

A igreja na infância

Em Toledo começamos a frequentar uma igreja que marcou minha vida. Era a igreja onde futuramente meu irmão conheceria o grande amor da vida dele. Como meu irmão João é uma das pessoas mais importantes da minha vida, essa igreja também se tornou importante para mim, por esse e outros motivos. O nome da igreja era "A Verdade que Liberta". Lá, éramos muito envolvidos, minha mãe liderava o ministério de dança, e todos que faziam parte pareciam ser da nossa família, muitas noites do pijama, noites do brigadeiro, do mate quente. Sentíamos que aquilo ali era algo especial, algo único.

No primeiro capítulo falei sobre como os dinamarqueses criam seus filhos e uma das bases de criação deles é a socialização. Eles defendem a importância de as crianças fazerem parte de grupos de interação, seja um grupo de escoteiros, de danças, de natação, futebol ou até mesmo uma igreja. Isso é essencial para o desenvolvimento social do seu filho, pois quando ele é inserido em um grupo "terceirizado" como esses citados, ele se vê em um contexto onde ele precisa aprender a conviver, agir e pensar em grupo, aprender a lidar com pessoas, opiniões diferentes e até mesmo acaba sendo exposto a situações onde tem que abrir mão da sua vontade e treinar sua empatia. Se ele passar por situações assim, certamente ele terá mais facilidade em fazer parte de grupos por escolha, fazer amigos, trabalhar, lidar com sua família e amigos. Afinal, lidar com pessoas é extremamente desafiador e ninguém nasce pronto. Então, quanto mais treinamos isso na infância, mas chances temos de ser pessoas bem desenvolvidas emocionalmente, socialmente e automaticamente bem-sucedidos. Não é fato que o segredo do sucesso é o networking, e o que não faltava na minha vida em Toledo eram grupos.

O ministério infantil da igreja era um desses grupos. Nunca vou esquecer da "Caravana do Conhecimento". Foi um acampamento onde montaram cenários que representavam as histórias da bíblia e nós percorríamos os momentos mais marcantes. Participamos da multiplicação dos pães e peixes, entramos na Arca com Noé, mas o melhor era o Jardim do Éden, todo feito de doce. Talvez você não tenha ideia de como você que deu aula em uma escola dominical, ou em uma catequese, se envolve em algum projeto infantil na sua igreja, indiferentemente da denominação, eu falo de você que investiu seu tempo para que essas crianças conhecessem a Deus. A parte mais mágica da minha vida foi através de historinhas, que eu conheci o Cara mais poderoso do mundo, alguém que literalmente mudou a minha vida, eu tive a chance de pedir para Ele mudar minha vida ainda criança. Obrigada, eu sei que parece loucura, aquele tanto de criança, gritando e parece que ninguém está entendendo nada, mas sim eles estão, eu estava. E normalmente é nas coisas loucas que se escondem as extraordinárias.

No futuro, eu vou falar que não gosto da igreja, como estou no futuro já posso te adiantar, mas acredite meu problema não é a igreja, e sim a religiosidade, pois ele destruiu tudo que eu poderia chamar de seguro. Mas eu não tiro jamais o privilégio de ter sido uma criança criada na igreja, pois isso me deu momentos incríveis e me transformou em quem eu sou hoje.

Nessa igreja, eu me apaixonei pelo filho do pastor. Alex era o nome dele, minha primeira paixão avassaladora, mas a verdade é que eu sempre fui do tipo que se apaixona com intensidade, a paixão produz uma síndrome em mim chamada de síndrome de Hollywood... brincadeira, ela nem existe, mas que eu sempre quis viver uma história de amor como a dos filmes. E lembro que eu era muito apaixonada por ele. Ele era bem gordinho e um ano mais novo que eu, eu sabia que éramos muito novos, mas eu já me via no futuro casando com ele, então seríamos felizes para sempre. Lembro que eu tinha um diário e a cada 10 palavras lá, nove era Alex, já tinha escolhido o nome dos nossos filhos. Sabe, eu era uma criança, então não tem como me arrepender de nada, só lembrar, rir, pois eu estava agindo no nível da minha maturidade, mas olhando para trás, ele era um ótimo amigo. Ele foi um ótimo amigo, uma amizade sem maldade, ele era bondoso, mas éramos duas crianças.

Mesmo assim eu disse sim...

Eu aceito!

Assustou né, eu disse sim, mas não foi para o Alex, foi para o primeiro e eterno amor da minha vida; Jesus. Eu me lembro que certa vez estava em uma colônia de férias da igreja e uma "tia" disse:

"Crianças, vocês sabem que Jesus é bondoso né? Ele te ama e quer ser seu melhor amigo para todo sempre, mas Jesus não é mal-educado. Você precisa convidar Ele para morar no seu coração e para ser seu melhor amigo. Se você fizer isso, você nunca mais estará sozinho, não há nada que você faça que fará Ele te abandonar, Ele vai te guiar para realizar seus sonhos e cuidará de você".

Não faço ideia de quem era essa tia, mas eu sei que no mesmo instante, eu disse: **"Eu quero aceitar Jesus, tia"**. Agora vou contar uma coisa que nem meus pais sabem: a tia não deixou (risos). Na verdade, ela fez de conta que não viu porque isso era para as crianças novas na igreja, não para mim que já era do ministério de dança, meus pais eram quase pastores. Então, ela me ignorou e no final, quando as crianças já estavam saindo da salinha, pedi para ela que eu queria e ela me disse que eu já tinha aceitado, Jesus já estava comigo. Então, me deu um caderninho de novo membro, fui para casa, entrei no meu quarto e quase que chorando bem baixinho eu disse:

"Jesus, eu não lembro de ter dito que já te aceitei, então por favor entra na minha vida, você quer ser meu melhor amigo? Eu preciso de você! Eu te aceito como meu único e suficiente Salvador! Eu não vou à igreja só porque meus pais vão, eu realmente amo você". Então eu disse para todo mundo que eu tinha aceitado Jesus, contei para os meus pais, na escola... literalmente, em todo lugar! Mas esse tour todo, de como realmente foi, estou contando agora, nem meus pais sabiam.

O que eu aprendi nesse dia que meus pais acreditaram em Jesus, não necessariamente me tornava crente, eu tinha que dizer do fundo do meu coração que a bíblia fala que a salvação é individual, então isso é uma coisa sua com Deus, ninguém pode pedir por você e nem tirar de você!

Sim, eu já tinha sido batizada, mas para mim, aquilo era um sinal de que eu acreditava que Jesus existia e eu acreditava, mas não necessariamente eu pedi para Ele entrar na minha vida! E acredite, depois desse dia, as coisas mudaram, é como se uma voz falasse no meu coração, e eu comecei a ter **coragem** para fazer as coisas. Coragem, essa palavra passou a fazer parte da minha vida. Eu literalmente, não me sentia mais sozinha.

Nesse meio tempo, a música começou a fazer parte da minha vida e a música foi minha primeira paixão. Comecei a cantar, porque na época, eu escrevia músicas. Lembro da primeira música que eu escrevi quando eu estava brincando com violão, pois eu não sabia e até hoje não sei tocar, e olha que já fiz muita aula de violão, ela dizia assim:

> "E a cada momento é como pássaro e como o vento
> E a cada momento é como pássaro e como o vento
> Pra poder voar, nada na Terra pode me segurar
> Isso é sonhar, mas não esqueça de realizar"

Pássaro e Vento 2009

Eu tinha só 10 anos, eu já achava que estava atrasada para ser uma cantora de sucesso, então escrevia músicas todos os dias. Eu amava fazer isso, fazia meus shows particulares na área da minha casa, ganhei do mês avô Cassiano, um som. Aí eu juntava dinheiro e comprava CDs da Fernanda Bru e da Aline Barros. E meus filhos, eu cantava como se não houvesse amanhã, da primeira à última música. Eu também cantava, cantava com meus amigos da igreja e minhas amigas da escola.

Bafinho

Falando em escola, na escola em Toledo tive três amigas muito importantes. Eram minha dupla de "Amandas", que simplesmente mudaram minha vida, até hoje nos falamos: é a "Amandinha" e a "Amandona", e elas sempre terão um espaço no meu coração. E tinha a Ana Paula. Vou contar algo que vivi com Ana. Nós estudamos juntas na 4ª série e na 5ª série um fato curioso e que por não sentir cheiro, não tenho memória olfativa, então, não lembro de coisas ligadas ao cheiro. Então, coisas como passar desodorante, perfumes, creme, eu tive que ao longo da minha vida criar uma rotina, um hábito para não esquecer, pois na minha mente, eu nunca vou feder, então certamente vou esquecer dessas necessidades. É até constrangedor falar disso, mas sei que não sou a única que não sinto cheiro no mundo, e se você também não sente, vai se identificar, mas por conta disso, eu me tornei muito metódica em hábitos de limpeza, até demais: a famosa louca da limpeza. Eu era a que ensinava meus irmãos a escovar os dentes, pois eu nunca tive uma cárie, e por não saber se algo realmente estava limpo, que acabava limpando ou me limpando diversas vezes, a insegurança gera a compulsão, né.

Mas certa vez, as crianças do colégio começam a rir de mim e a tampar o nariz quando iam falar comigo, isso durou um dia todo. No segundo dia, quando fomos para o intervalo, o famoso recreio, disse à minha melhor amiga Ana Paula que ia ao banheiro, depois eu a encontrava. Quando sai do banheiro, comecei a procurá-la e então perguntei para algumas pessoas da minha turma se a tinham visto. Então, eles, um de cada vez, começaram a falar: "Sai para lá bafinho".

O queeeee? Bafinho ?? Logo achei a Ana e falei: "Anaaaa, eles me chamaram de 'Bafinho', como assim?". Então, ela olha para mim com a cara mais doce do mundo, e disse: *"Bru, faz dias que você está com bastante bafo, eu não sabia como te falar, não queria que você ficasse triste, eu ia falar com a Tia Débora hoje sobre isso"*. Eu juro que eu queria cavar um buraco, me deu uma vontade muito grande de chorar: como assim eu estava com bafo?, eu escovava o dente cara!, eu estava sendo deixada de lado por conta de um cheiro que vinha de mim e eu nem sabia. E eles não sabiam que eu não sentia cheiro, então a culpa não era deles, mas também não era minha, o fato é que nem tudo precisa ter um culpado, tem coisas que simplesmente acontecem, e talvez você não entenda na hora, mas até hoje eu sou amiga da Ana. Ela podia ter me contado, mas estava com medo, pois quando ela viu, já tinha tomado uma proporção muito grande, então ela precisava de ajuda para resolver aquilo. Depois, fomos descobrir que eu estava com uma pneumonia e infecção na garganta que causava isso, a turma nunca descobriu, mas eu nunca esqueci disso, pois eu não queria mais falar com ninguém, nem com a Ana, por vergonha, e sabe o que ela fez? Me fez esquecer disso tudo: sentava comigo, mesmo eu não querendo, e todo mundo fazendo brincadeiras bobas e, ela cuidava de mim, como uma irmã. Ela não era minha amiga porque eu era popular, ou bonita, ela simplesmente era minha amiga indiferentemente de quem eu fosse. Talvez a Ana não lembre de todo o bem que ela me fez, mas saiba que nós podemos marcar a vida de uma pessoa com coisas boas ou ruins. Escolha marcar com coisas boas, pois você receberá em troca. A lei do retorno não falha.

Remetente: Meus Sonhos!

Então, em poucos meses, eu escrevi uma carta aos meus pais, que mudaria minha vida para sempre. Eu havia assistido a um desenho na TV Cultura que dizia: "Se acontecer isso com você (dos abusos) você precisa contar. Você precisa ser forte para contar. Se você contar, pode estar ajudando outras crianças que estão passando pelas mesmas coisas". E dias depois, meu pai chegou em casa com um adesivo do "disque denúncia" colado no carro, eu sei, talvez você ache loucura, mas essas coisas começaram a acontecer sequencialmente, e eu senti Deus falando no meu coração:

"Você nunca estará sozinha! Seja forte e corajosa!"

Foi a partir disso que criei coragem para escrever a carta, porque agora eu tinha uma família e eu não precisava mais passar por aquilo. Mas, e as crianças que ainda estavam passando por aqueles momentos tão ruins? Então, eu tinha que ser forte. Escrevi a carta e aproveitei que eu tinha que ir à sessão de fisioterapia naquela tarde, porque havia três anos que eu fazia esse tratamento para eu melhorar na saúde. Então, eu dei a carta para meu irmão dizendo: "João, eu vou te dar uma carta, mas você tem que me prometer que não vai abrir e ler, é para você entregar para o pai e para mãe e sair de perto".

Ele disse que prometia. **Meu irmão era meu melhor amigo.** Eu confiava muito nele. Mas eu tinha certeza que ele ia abrir. Fui para fisioterapia, e era dia de hidroterapia também, então fiquei mais tempo e quando voltei já estava escurecendo, era uma quinta-feira. Eu morria de medo de ir e voltar sozinha, então ao longo do caminho, eu nem lembrava da carta mais.

Mas quando voltei naquele dia, minha casa era outro lugar, o mundo havia desabado para os meu pais. Meu irmão tinha entregue a carta e ele não tinha lido nada realmente, mas meus pais já tinham lido. Lembro da minha mãe falando: "Nós precisamos conversar, filha", então ela me levou até o meu quarto, sentamos na cama, e sabe o poder das memórias? Lembro desse momento como um momento escuro, mas tudo que era rosa do quarto se destacava, pois apesar de ser um momento triste, eu senti amor. Depois dessa conversa, já começamos a arrumar as malas e fomos para Curitiba, meus pais queriam esclarecer essa história e realizar todos os procedimentos sobre a denúncia dos abusos que sofri.

Em Curitiba, ficamos na casa dos mesmos primos, que nos receberam em Cuiabá: a Wandy e o Dalmar, lembra deles? Eles nos ouviram, acreditaram, acolheram e foram um porto-seguro para os meus pais. Eu fui ouvida por uma psicóloga da polícia, me recordo da indignação da policial que estava junto quando ela entendeu, ao longo da história, que eu era uma criança doente. Me lembro certinho do consultório da psicóloga até hoje. O lugar era cheio de ursinhos, e como toda criança, eu queria contar rapidamente tudo o que tinha acontecido para eu poder brincar com aqueles brinquedos que estavam ali. E ao mesmo tempo, eu estava assustada. Com toda a situação, mas sabe o que eu não sentia? Medo! Isso eu não sentia, eu estava segura, meus pais me fizeram ter essa segurança, me prometeram que eu não teria que vê-lo nunca mais, e que cuidariam de tudo!

Então, contei tudo que eu sabia, tudo que tinha acontecido e que também havia outras crianças passando pelo mesmo que eu tinha sofrido: ele (o padrasto da minha mãe) abusava de outras crianças ali na mesma casa porque eu tinha visto e não queria mais ter que conviver com ele e com toda aquela situação. Então, ter que passar o Natal e as festas juntamente com todos, me fazia ficar muito mal, eu ficava extremamente tensa com o ambiente, com medo de acontecer algo de novo. E eu estava contando, pois não queria mais ter que conviver com algo assim.

Quando eu aceitei Jesus, as outras pessoas começaram a ser importantes para mim também, pois Jesus ama as pessoas, então não era só sobre o meu trauma. Se Jesus morreu para salvar o mundo, porque eu não seria capaz de vencer um medo para ajudar outras crianças? Não era só sobre o meu trauma, e sim sobre quem estivesse vivendo esse pesadelo. E que pesadelo!

Lembro que quando eu era bem pequena, falaram na igreja que achei que: "Se você tivesse uma relação sexual com alguma pessoa, você tinha que se casar com essa pessoa". Eu não entendia sobre relações, eu só fui entender pouco depois que eu ainda era virgem, e que apesar de perturbador, eu não havia sido abusada, e sim molestada. Mas jamais vou esquecer que eu estava num banheiro do lado de fora da minha casa e pensava, chorando muito e conversando com Deus, pedindo desculpas. Nossa, como eu lembro dessa cena nitidamente! Os banhos me lembravam das torturas, então eu chorava muito, e sentia muito medo.

Nem parece real que hoje eu tenho a cabeça tão no lugar quando eu olho para essa criança triste e assustada. Mas acredite, depois desse passo eu comecei a caminhar para ser a Bruna que eu sou hoje. Só que eu queria te falar que é fácil contar que vai tudo voltar ao normal depois, mas não, não é fácil, e as coisas não voltaram ao normal. Os olhos dos meus pais sobre mim não eram mais os mesmos, não me viam como uma simples e inocente criança, eles, da noite para o dia, viram que tinha uma filha de 10 anos que já entendia as partes mais sóbrias e da vida. Eu conheci a maldade e a crueldade muito cedo, conheci o medo, a vergonha, a justiça e a injustiça. Mas acredite, é necessário, afinal, antes eles me tratavam como um cristal, tinham medo que eu me frustrasse, que eu tivesse medo, incapacidade ou sentisse vergonha de mim, mas agora, eles sabiam que eu já havia sentido todos esses sentimentos, e mesmo assim, eu me reergui.

Sinto muito, Mãe!

Eu queria sim, que ele fosse preso, mas não, ele não foi preso, e sim minha avó continuou casada com ele. Então, passamos muitos anos sem ver a família da minha mãe, minha avó, meus tios, meus primos. Vez ou outra eles nos visitavam, mas nós nunca mais os visitamos ou frequentamos a casa da minha avó. Minha mãe passou por dia muito difíceis, que eu não tinha maturidade para notar na época, mas hoje, quando olho para trás, lembro que eu, diversas vezes, disse que minha mãe não me amava porque aquele monstro me fazia acreditar que se eu a incomodasse, ela me deixaria, então passei por tortura, surras só para ter o amor dela. Mas isso nunca foi verdade, quando toda a verdade veio à tona, minha mãe abriu mão de todos para me proteger.

Contando toda essa história, não me emocionei, pois, é um assunto encerrado, mas quando penso na escolha que minha mãe teve que fazer, amo ainda mais ela. Ela renunciou muita coisa por mim: a juventude dela para passar dias e noites no hospital; ela abriu mão da vida dela, dos sonhos para lutar pela minha vida. Se hoje vivo os meus sonhos é porque ela abriu mão de vários por mim. Sabe, ela sempre quis ser aceita pela família dela, ser admirada, afinal quem não quer ser o motivo de orgulho dos seus pais? E ela queria, então ela lutou muito, por isso agora tinha uma linda família, filhos, um marido, era a família margarina. Quando eu corri para ela expondo os meus sofrimentos, ela me acolheu, mas quando ela correu para a mãe dela, ela foi rejeitada. Imagina a dor disso; eu pedi ajuda e minha mãe foi meu porto seguro.

Mas a minha mãe não teve a mesma coisa quando ela precisou. Então, hoje eu consigo ver a dimensão do quanto tudo isso custou para minha mãe, o peso de ter sido a família dela somando a rejeição. Ela sofreu, eu lembro dela lendo alguns livros, pedindo para várias pessoas orar comigo, tendo o apoio e cuidado do meu pai, mas não, não foi fácil. O que minha mãe passou me fez ver o que eu poderia ter passado caso minha família não tivesse me acolhido ou acreditado em mim, então eu te entendo: se você pediu ajuda a alguém e duvidaram ou tentaram menosprezar ou desqualificar suas feridas, falaram que já fazia muito tempo, que era bobagem, foi coisa da sua cabeça ou foi porque você mereceu, sabe por que elas fazem isso? Porque menosprezar é mais fácil que acolher. Acolher dói! Tira você da sua zona de conforto, te leva para um lugar vulnerável e inseguro. Então, obrigada mãe, pois você foi para esse lugar por mim, mesmo sofrendo e perdendo muito, eu sei que você teve o meu pai cuidando de você, como já disse, vocês sempre foram uma ótima dupla, mas essa guerra maior foi você que teve que lutar. Você não podia fazer muito, mas você me deu muito amor, e o amor cura, saiba que eu te amo.

Vamos encerrar isso juntos?

Os pastores da igreja, Dinho e Eleci, vulgo pais do Alex, falavam que isso é muito real, Jesus sempre irá me perdoar, não importava o que eu fizesse, e se quero me parecer com Ele, eu precisava aprender a perdoar. Os pais do Alex contaram para ele o que havia acontecido, pois ele era meu melhor amigo na igreja e para que ele soubesse lidar. Eu sempre falo que toda criança deve ir à igreja, Deus é simplesmente o melhor método para ensinar uma criança, Ele é bondoso, criativo, presente. E pela criação do Alex, ele foi tão bondoso ao me ouvir, mesmo que criança ainda, e fez eu me sentir normal, apesar de tudo.

Então, eu *comecei a entender que a culpa não era minha, nem de Deus, e na realidade nunca culpei Deus por causa disso. Pessoas fazem escolhas, Ele nos deu direito de escolha. E tem pessoas que escolhem ser cruéis, infelizmente.* Fiz um curso chamado "Veredas Antigas", de cura interior e tudo mais que alguém falava para os meus pais que pudesse me ajudar a superar e com toda certeza me ajudou muito, isso é inquestionável, **mas a essa altura, eu estava como você, doida para encerrar esse assunto e esse capítulo para pode ir para o próximo. Eu tinha lutado e superado muita coisa sozinha, eu tive que fazer isso para sobreviver.** Agora que eu tinha tirado esse peso das minhas costas, eu queria viver.

Eu realmente perdoei, mas eu só não queria conviver com ele. Eu tinha um sentimento de que eu estaria me colocando em risco. E esse sentimento tinha uma explicação, era Deus falando comigo. E para te contar o que aconteceu, vou dar um salto para o futuro... Eu tinha 16 anos, voltamos a conviver com a minha avó e minha mãe ficava me lembrando sobre o perdão. E ela queria muito ir à casa da minha avó, festejar o Dia das Mães, mas pensei comigo e disse que iria. Eu não tinha como falar não, afinal, minha mãe havia feito tanto por mim. E nós fomos.

Estávamos todos na mesma casa passando o dia com a família reunida e à noite, entrei no quarto de visitas para pegar algo para irmos à igreja. Nesse **momento, muito rapidamente, o padrasto da minha mãe também entrou no quarto e trancou a porta de onde eu estava.** Gritei e gritei muito para alguém me ajudar porque ele veio para cima de mim. Meu irmão, ouvindo os gritos, arrombou a porta e deu uma surra nele. Minha mãe estava com um sapato na mão e a hora que meu irmão abriu a porta, ela também bateu muito nele.

Daquele dia em diante, pedi à minha mãe que entendesse porque eu não queria mais ter de conviver com aquele homem. Eu sabia que estava me colocando em risco e não queria mais passar por aquilo. Estávamos no carro, indo à igreja quando meu tio falou em voz alta: "Como vocês querem mesmo assim ir para igreja? Que Deus é esse de vocês que vocês queriam matar o cara de ódio e agora vocês querem ir para igreja?", questionou a todos a caminho do culto.

Mas o fato é que ninguém merece ser torturado. O que aquele homem queria fazer comigo, não tem nada a ver com Deus. Não sei o que as pessoas pensam sobre a igreja ou sobre pessoas que vão à igreja, eu entendo que para elas, é difícil de compreender, mas para Deus é fácil, Ele é um Deus bondoso e justo, Ele não se alegra com a maldade, então naquela hora, tanto meu irmão como minha mãe, estavam tentando me proteger, eles não estavam agindo pela maldade, mas sim pela justiça.

Posso dizer que depois daquele dia, saiu de mim o peso do perdão do meu coração, eu consegui me transformar. Mas nem todo mundo se transforma, não; eu não preciso conviver e Jesus não me ama mais ou menos por isso. Eu simplesmente encerrei esse assunto naquele dia, amo minha avó com todo meu coração, apesar de não entender o porquê ela escolheu estar com ele ao estar comigo, eu escolhi amar ela e admiro as qualidades dela, passamos poucos momentos juntas, mas construímos memórias boas.

Parece loucura tudo isso né, mas lembro da minha resposta quando uma tia minha me questionou sobre essa história e eu disse: "Não preciso que acredite em mim, mas depois da minha carta, você nunca mais teve coragem de deixar seus filhos sozinhos com ele, não é? Isso me mostra que você tem motivos para acreditar que isso tudo é verdade, e se você está os protegendo, então isso é o que eu realmente queria!"

E você já experimentou se livrar desse peso que você tem carregado? Porque viver carregando isso nos faz perder o brilho, e a vida se torna tão vazia. Experimente ir se perdoando, você descobrirá que você já venceu muita coisa, e acredite em mim, você viverá muitas coisas lindas ainda, mas você precisa se livrar desse peso que você está carregando que está atrapalhando suas amizades, seus relacionamentos, seus sonhos.

Se você não tiver alguém para conversar nesse momento, fale com Deus, peça ajuda a Ele, escreva uma carta para Ele. Como você viu, cartas são mágicas, ou converse com alguém que você confia e sabe que te ama, ou com um psicólogo. **Porque a vida não é o que fizeram com você, mas sim o que você faz com ela!**

E eu tenho uma pergunta a te fazer...

Você aceita Jesus como seu único e suficiente Salvador?
... agora saiba, você não está sozinho, você encontrou alguém que te ama exatamente como você é. Nada que você faça irá fazer Ele se afastar de você; lembre-se sempre disso, é importante!

E vamos para o próximo capítulo porque me contaram que minha mãe está grávida...

CAPÍTULO 7
O PRÓXIMO DESTINO

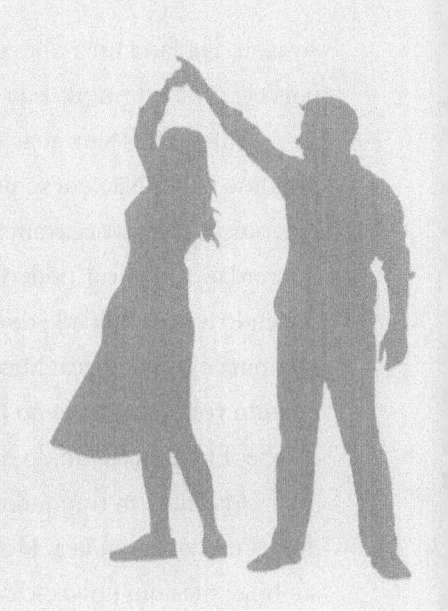

Sim, minha mãe descobriu que estava grávida e meu coração parecia que não cabia dentro de mim: mais um irmãozinho, ou uma irmãzinha seria um sonho. Nesse período, meu irmão mais velho, Airton, conhecido como Hany, estava morando conosco, então éramos em quatro filhos, mas filhos nunca são demais, eu amava muito ter muitos irmãos. Irmãos sempre nos incentivam a ser feliz por termos uns aos outros, mesmo nossas personalidades sendo extremamente diferentes.

E como éramos, o Airton era extremamente calmo, ele já estava perto dos 16 anos, então ele era a paixão das minhas amigas. O João, sou até suspeita, mas ele era o adolescente mais atípico do mundo: parecia que ele não tinha defeitos, era bondoso, muito engraçado e de uma inteligência fora do comum: a escola vivia fazendo testes para medir o QI dele. E a Laura, a mais nova ainda, era uma pequena fera, isso mesmo, porque essa menininha loirinha dos olhos claros, que sempre estava de rosa, parecendo frágil - e ela sempre foi muito esperta para a sua pouca idade - certamente não era frágil não, ela seria a criança que faria um desenho de palitinhos e te entregaria achando que arrasou. Ela faria uma obra de arte digna de uma exposição, mas não te daria, pois ela diria que ainda não ficou muito bom.

Diferentes, sim, mas todos eram extraordinários e agora como seria o próximo bebê? Não era só uma criança que estava sendo gerada, mas também esperanças que começavam a ser geradas com esse bebê, pois as células tronco do cordão umbilical poderiam ser usadas em mim e na trombose cerebral, trazendo a possibilidade de eu voltar a sentir cheiro, então, tantas coisas passaram na minha cabeça! Mas essa alegria não durou muito, lembro que um dia quando voltei da escola no final da tarde, minha mãe disse que havia perdido o bebê. Então mais rápido do que tinha chegado, isso se foi.

Mas fiquem tranquilos, as coisas vão mudar, literalmente, porque decidimos mudar outra vez. Moramos três anos em Toledo, lugar que amo muito até hoje, mas um novo ciclo se iniciava. Sabe, acredito que mudanças são sim importantes, nos tiram da nossa zona de conforto, mas não a quantidade de mudanças que eu e meus irmãos tivemos que fazer ao longo das nossas vidas, pois a diferença entre o remédio e o veneno é a dose, tudo que é demais, vai fazer mal em algum momento.

Elas certamente nos permitiram conhecer vários lugares e pessoas, aprendemos a nos reerguer do zero como ninguém, recuperar notas, fazer novos amigos, vizinhos, lidar com constante perdas... então sim, aprendemos muito! Mas as perdas foram inquestionavelmente maiores, lembro que um dia eu estava chorando porque havia brigado com uma amiga e o João me disse: "É difícil né, Bru? Lidar com problemas é difícil! Você não está sabendo lidar porque nós aprendemos a fugir, sempre que brigávamos com amigos não precisávamos nos esforçar para resolver, pois dentro de meses nós iríamos embora mesmo!", e eu nunca vou esquecer dessas palavras dele, eram tão reais.

Meus irmãos e eu nunca conseguimos formar amizades duradouras, sabe aqueles que são como irmãos que vibram por seus sonhos? Mas aprendemos a não desistir, se estivesse difícil aqui, nós tentávamos em outro lugar, outra coisa, outra pessoa talvez, imagina isso nos nossos relacionamentos no futuro?

Mas vai muito além, eu tive que lidar com muita perda sempre quando estávamos seguros, estabelecidos, sonhando, nosso chão era arrancado. Você queria estudar naquela faculdade? Pois, e agora não vai mais! Ela era sua melhor amiga? Você nunca mais vai ver ela agora. Isso gera uma confusão muito grande na formação de uma criança ou adolescente, na identidade, personalidade e sonhos. É cansativo, ter que se reinventar sempre, lidar toda hora com saudade, ter que enterrar aquilo que era um sonho e agora você não consegue mais realizá-lo.

O que é péssimo, pois o caminho do sucesso é o fracasso. Você precisa fracassar, persistir e se reinventar para então enxergar algo inovador em meio ao fracasso, mas aprendemos diferente se está difícil? Fuja para bem longe!

Estou te contando isso porque talvez você tenha passado por algo parecido e sabe, nós acabamos replicando comportamentos aprendidos. Depois de adulta, ouvi muitas vezes que eu sempre desistia de tudo quando ficava difícil, igual a todos da minha família, eu ficava brava quando falavam que eu era assim, pois isso era algo que eu odiava quando faziam comigo na infância. Mas era a verdade, eu aprendi a ser assim, não sabia fazer diferente!

Então, tenho um conselho para você que está de mudança ou estava de mudança: se o seu filho conviver apenas com a sua unidade familiar, seu mundo se torna restrito e ele fica limitado emocionalmente. A criança precisa receber influências de outras pessoas, além do pai e da mãe. E respeite que vai ser doloroso, pense em grupo, ser uma família em pensar em grupo. Respeite o sofrimento, crie meios deles voltarem a rever os colegas da antiga cidade ou escola, mostre que vocês estão indo embora, mas que ali sempre será um lugar seguro e que poderão voltar para visita, não enterre o lugar. Eu não sei se meus pais tinham contato com as pessoas das cidades anteriores, mas para nós crianças, as chances eram no mínimo quase zero, aquele lugar simplesmente deixaria de existir. E principalmente fazer isso uma vez, duas, vai ser doloroso, mas seu filho vai aprender muito, mas não torne disso um hábito, uma fuga!

Mas por que vocês mudavam tanto, Bru?

Meu pai, a resposta é simples. Ele é um cara incrível empolgado, divertido, cativa todos ao seu redor, um pai bondoso e que se preocupa, justo, e certamente e nunca ouvi ou irei ouvir alguém falando mal do meu pai. Mas ele gostava de viver assim, conhecendo o mundo, ele era movido por desafios, não gostava de ficar muito tempo em um lugar. Ele sempre trabalhou com venda de consórcios, em diversos setores, agrícola, caminhão, carro... Enfim, mas para quê ficar mudando de cidade? Eu poderia dizer várias coisas que levam alguém a agir assim, mas eu não quero ficar analisando meu pai (risos).

Mas vou falar o que nós sentíamos: meu pai estava vivendo a vida dele da forma que ele achava certo, e que o fazia feliz. Quando ele não estava mais feliz em um emprego, ele mudava de cidade e de emprego. Então, meu pai é uma pessoa daquelas de sempre falar que está muito feliz, parece que ele não se permite ser triste, diversas vezes ele disse que fazia isso por nós, pela nossa alegria, mas isso não era verdade, ele acreditava que era! Pois quando estávamos seguros e felizes, ele nos tirava dessa segurança. Ele também disse algumas vezes que as mudanças eram por conta da minha saúde, mas não era verdade também, essa era outra desculpa que ele contava para ele. Nos mudamos apenas uma vez pela minha saúde, e esse momento ainda vai chegar. A verdade é que ele não gostava de sentir em uma posição desconfortável ou desanimadora, todo mundo tem altos e baixos no trabalho, na vida, na verdade, e meu pai se negava a viver esses baixos.

Você já assistiu ao filme "Divertidamente"? Sabe o personagem da alegria no filme? O meu pai é idêntico, mas você já reparou a que o bonequinho da alegria não é todo amarelo? Ele tem o cabelo azul, isso porque até mesmo a alegria pode ser triste às vezes, você pode ser feliz, escondendo uma tristeza. Mas sabe, de todos os filhos, eu sou a mais parecida com o meu pai e meu pai começou muito cedo a lutar pela vida, lutar sozinho para sobreviver, para comer. Então, ele não se permitia se sentir triste para não desanimar, a vida tinha sido difícil para ele, então ele se negava deixar a tristeza entrar, por medo dela. Se você se identificou com o meu pai, deixa eu te falar: tudo bem ficar triste, às vezes, é mais saudável porque a tristeza ela sempre vira, e quando lida com ela, ela vai embora. Agora, quando você a esconde, ela vai te destruindo aos poucos.

Mas então voltamos para Sinop...

O bom filho à casa retorna. Sinop de novo. Assim que chegamos, meus pais logo montaram uma igreja. Sim, agora eles eram missionários. A igreja, no começo, era na sala da nossa casa, no redondo J2 e depois foi para debaixo do pé de jaca e então para uma tenda e por fim, em um prédio. E eu que no começo desse livro nem conhecia Jesus, agora tinha 12 anos e dava aula na escolinha dominical para as crianças menores. Que loucura né, mas assim que chegamos em Sinop, ficamos na casa de um casal de amigos, a Nilva e o Rogério, lembro da filha mais velha da Nilva. A Iris quando soube que iríamos montar uma igreja, logo disse " Euuuuu vouuu", ela tinha acabado de voltar da JOCUM, um lugar de treinamento para missionários, então ela estava muito nesse clima de fazer loucuras.

Logo em seguida, conhecemos a Viviane, a filha do Rogério; ela era mãe da Luana. Nossa, isso está parecendo os primeiros livros da bíblia, que só fala o nome do povo (risos). Mas Luana se tornou da noite para o dia, minha melhor amiga. Costumávamos nos chamar até de primas porque por um período, a mãe dela namorou um primo meu, então, ficamos com essa nomenclatura, pois combinava com a nossa amizade. Eu amava muito ela e a mãe dela, a relação delas, o quanto elas lutavam e se apoiavam pelos sonhos uma da outra. Eu, o João e a Luana éramos inseparáveis; queríamos muito montar um canal no Youtube, estava bem no começo dessa onda, e nós amávamos a série de televisão *iCarly*. Então fizemos várias reuniões de como seria nosso programa, mas isso nunca aconteceu. Em contrapartida, eu e a Luana tentamos para valer a carreira de cantoras: lembro de nós duas ensaiando músicas para cantar na igreja. Ficávamos cantando até tarde e até roucas, era muito engraçado, e o nervoso que tínhamos.

E sim, foi aí que eu comecei a me envolver no louvor. Tinha poucas pessoas na igreja, então nós fazíamos tudo, literalmente. E então chegou a família da Márcia na igreja, ela trouxe sua filha que não foi minha amiga logo de cara. Eles mudaram para perto da minha casa e lembro que eu me negava a ir brincar com ela, que bobeira né, imagina que a Eduarda seria a amiga do tipo que te faz companhia até quando você está no banheiro fazendo o número dois. Juro, sempre que eu estava internada e não conseguia fazer cocô, minha mãe a deixava passar a tarde comigo no hospital e misteriosamente, o problema era resolvido! Se a Luana era como uma irmã mais velha, me aconselhava, me protegia, a Eduarda era minha melhor amiga da farra, brincávamos de Barbie, falávamos sobre os meninos que gostávamos, ela gostava do vizinho dela, o Bruno, e eu do meu vizinho, Klaus. Quanta maturidade, equilíbrio é tudo.

Eu continuava com as frequentes idas ao hospital, internações, isso também não parou quando eu morava em Toledo, mas eu simplesmente aprendi a lidar. Entrava e ficava lutando para sair o mais rápido possível, passei diversas datas no hospital, Páscoa, Dia das crianças, mas eu tinha uma regra com os médicos: que eu não passaria meu aniversário internada, então eu continuava invicta nesse desafio.

Lembro que antes de vir embora para Sinop, eu fiz uma oração para Deus: era natal e eu estava no banheiro da minha casa e disse: "Deus, eu já pedi muitas vezes para ser curada, todo mundo pede e eu não quero te incomodar, mas eu sei que você está me ouvindo, então eu quero ser curada quando eu tiver 12 anos" (lembrando, eu tinha 11, mas na época parecia que estava superlonge, meu senso de distância não era muito bom). Eu não sei explicar, mas nunca eu acreditei tanto quanto nesse dia. Eu sabia que Ele estava me ouvindo. E então só confiei. Minha mãe sempre falava que quando a gente esquece das encomendas do correio, elas parecem chegar mais rapidamente, então fiz isso: esqueci esse assunto.

A igreja crescia devagar, mas outra coisa que também crescia era eu, se vocês me conheceram criança, bem-vindos à fase mais difícil do ser humano: a adolescência. Agora eu estava deixando de ser aquela menina miudinha de cabelo Chanel, meu cabelo sempre foi difícil de crescer por conta dos medicamentos, ele cai muito, e às vezes, todo. Mas agora eu ganhava curvas, me tornava cada vez a menina alta com um cabelo longo e ondulado e que queria ser cantora. Comecei a estudar em colégio cristão, colégio adventista, fiz muitas amizades ali. Nossa, como eu amava aquele colégio, a coordenação, meus colegas, existem piadas internas e músicas que só alunos que estudaram em um colégio adventista vão entender, não importa a cidade. Eram tantos amigos que posso acabar esquecendo algum nome. Mas minhas melhores amigas eram a Camila e Ana Flávia. Aos poucos, com as minhas diversas idas ao hospital, acabaram notando que eu era diferente. Me lembro que em uma das internações, todos os alunos do colégio escreveram uma cartinha para mim. A Ana Flávia e o pessoal da minha turma transformaram em um rolo gigantesco de cartas e mandaram para mim. Uma outra vez fizeram borboletas, pois sabiam que eu era apaixonada por borboleta e colaram por todo o meu quarto no hospital, eu sempre falo... *a mesma habilidade que o ódio tem de machucar, o amor tem para curar!*

Mas voltando àquela oração que eu tinha feito, a cura não veio aos 12 anos, na verdade aos 13 anos, meu médico, Dr. Paulo foi quem cuidou de mim desde que voltei para Sinop, havia me encaminhado para uma avaliação de transplante de medula em Porto Alegre. Então, fomos eu e minha mãe para Porto Alegre, pois eu estava piorando. Fizemos diversos exames, consultas, e pelo que tudo indicava, meu irmão João seria o doador, mas a possibilidade da doença por ser gênica estar incubada na medula dele, era grande, então desistiram, havia muito risco envolvido, muito medo, então... voltamos!

Deixa-me te falar de uma coisa sobre essa fase: eu estava tomando um remédio chamado Gardenal, que é um anticonvulsivo, hipnótico e sedativo. Eu tinha muitas convulsões na época, às vezes até dormindo, tinha sangramentos. Os hematomas pelo meu corpo eram cada vez piores, eu estava bem, mas medicada e vez ou outra, eu começava com um sangramento intestinal e tínhamos que correr para o hospital.

Lembro que um dia, alguém veio orar comigo no hospital, eu havia tido uma convulsão muito feia onde eu bati a cabeça, quebrei os dentes da frente, machuquei meu rosto, foi terrível. Veio um pastor que também era médico, orou comigo e quando ele saiu do meu quarto eu disse: "Mãe, você sabe que eu acredito, e quero ser curada, mas parece que Deus está ocupado demais para me ajudar, eu estou pedindo há tanto tempo, eu acredito tanto que posso ser curada, por que Ele não fez nada ainda? Acho que não sou tão importante assim para Ele".

Então, se a sua pergunta é... : "Bruna você nunca deixou de ter fé?", eu nunca duvidei que eu poderia ser curada, e sei que o único que pode me Curar é Deus, mas eu deixei sim de acreditar que Ele se importava comigo. Não fazia sentido eu ficar implorando e Ele não fazer nada.

Então confesso que depois desse dia, algo mudou em mim: se eu não fosse curada, eu precisava me virar, eu já tinha quase morrido tantas vezes. Eu me sentia na obrigação de não só apenas tentar ficar fora do hospital, mas também viver cada dia de forma especial!

Então que comecem os jogos...

CAPÍTULO 8

O TÃO SONHADO PESADELO DOS 15 ANOS

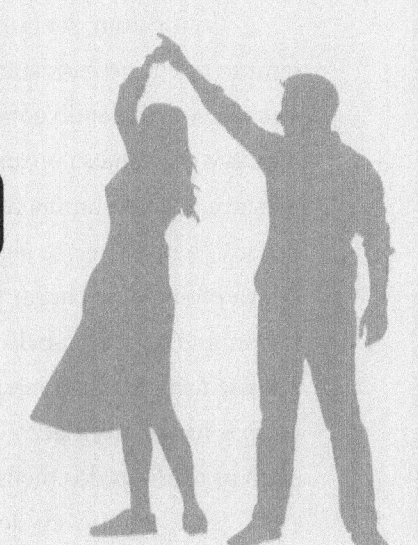

Depois de um internamento longo, voltei para a escola. Eu estava na classe e um menino da nossa turma foi lá na porta conversar com um menino de outra turma. Quando o menino da minha sala voltou, ele disse na frente da turma toda: "Óh, fulano ali disse que você é muito bonita".

Meu Deus! Bastou só isso para eu me apaixonar por ele! Eu disse para vocês que eu sou emocionada, isso porque eu sempre estive em busca de uma história de amor, esse é o mal de ter lido diversos livros de romance e é até chocante que esse livro não seja de romance, mas fiquem tranquilos, as partes de romance chegarão nesse livro, mas ainda não sou muito nova. Risos. Ser notada como menina doente para mim é que costumava ser normal, geralmente, as pessoas tinham dó de mim, mas bonitaaaa! Foi o alguém para mim. De repente, alguém me viu como uma adolescente de verdade. E segundo a "lista" dos garotos mais bonitos da escola, ele era o terceiro mais bonito do colégio. Nossa, um menino bonito e que me achava bonita!

Como num sonho, começamos a conversar por mensagens, mas eu sempre tive a necessidade de aprovação dos meus pais nas coisas e quando eles me viram falando com o menino, tomaram meu celular, fazia apenas dois dias que estávamos conversando e alguém falou para minha mãe que ele não prestava, e então minha mãe foi na escola e fez um show, brigou com a coordenação e disse que se alguém me visse perto dele era para ligar para ela, eu estava proibida de chegar perto dele. Minha mãe era tão diferenciada, que ela me proibiu de ir de cabelo solto para o colégio, pois talvez assim o menino me achasse feia, ah e sem maquiagem também. Queria falar que isso é brincadeira, mas não, é a verdade e foi exatamente assim, possivelmente até pior, essas eram as medidas dos meus pais.

Sabe, eu hoje eu dou risada de tudo isso, mas eu não conseguiria explicar como foi frustrante e triste, pois no dia que esse menino disse que me achava bonita, eu ainda lembro desse dia e da sensação. É como se tivessem flores nascendo ao meu redor, sabe, não era o menino, ou o que ele disse, mas o sentimento, eu precisava disso, para me sentir viva, eu estava em uma manhã comum onde eu tinha tomando remédios para não convulsionar no colégio e tinha acabado de sair da UTI, onde em uma noite vi um bebê morrer, eu estava precisando de vida, eu estava precisando me sentir normal!

Todas as noites quando ia dormir, orava assim: "Deus, muito obrigada por esse dia, e que o Senhor prepare uma surpresa muito especial para o próximo dia. Eu te prometo que eu vou prestar atenção. Eu sei que todo dia o Senhor faz algo especial para mim. Então, eu vou prestar muita atenção". A minha vida era baseada na brincadeira do contente. Se algo ruim acontecia comigo, eu tinha que descobrir um motivo que me deixasse contente. Até por isso, eu acabava escondendo a doença. Porque a doença me deixava muito triste. Então, não falar sobre a doença ou esconder, enfim, não falar sobre esse assunto, era para me deixar contente.

Meus pais odiavam o menino, mas como eu disse, a tal da adolescência, eu continuava insistindo, até demais coitado, e ele me dizia: "Bruna, você não é para mim, você é uma menina muito especial". Pensava comigo: cara, então eu não queria ser especial, eu queria ser uma pessoa normal porque pelo menos eu ia ter o grande amor da minha vida. Loucaaa!

Lembro que a gente ia entrar nas férias de final de ano *e eu escrevi uma carta para cada dia das férias dele*; ele nunca leu, acredito eu; mas fiz. Outros meninos me mandavam flores, desenhos, até cartinhas e eu literalmente ignorava, porque somos assim, fazemos questão de gostar de quem não gosta de nós. E não gostava mesmo! Meus pais tinham razão nisso!

A adolescência é uma fase muito desafiadora, a mais desafiadora, não somos mais crianças, mas não podemos agir como adultos, mas também não somos adultos e ai de nós de agirmos como crianças. Confuso, né? É onde estamos descobrindo quem somos, do que gostamos, o que realmente importa. As brigas com os amigos são mais longas, descobrimos que nossos pais não são aqueles super heróis que nós achávamos, são apenas duas pessoas assustadas tentando fazer a vida dar certo.

E essa minha fase foi realmente ruim e difícil, como de todo mundo, mas meus pais eram extremamente superprotetores e religiosos, e eram meus pastores, então quando eu fazia algo que eles não queriam, eu era tirada do louvor, não podia ceiar, eles falavam que eu tinha que me reconciliar com Deus, pois Ele estava de mal de mim. Se eu e minha irmã brigássemos em casa, certamente eu seria retirada das escalas da igreja. Entende? A punição era sempre ligada à igreja. Ser filho de pastor é algo extremamente desafiador. Se seus pais forem pessoas bem desenvolvidas emocionalmente, tiverem autoconhecimento, souberem lidar com pessoas, pode ser que dê muito certo. Agora, se for o oposto, eles forem muito conhecedores da bíblia, mas só, vai dar muito errado. Lembro que algumas amigas minhas se afastaram de mim e uma me procurou e disse: "Bru, sua mãe está falando pra todo mundo que você está muito rebelde e é uma má influência". Sim, depois uma a uma vinham me falando isso.

Sabe por que os pais fazem isso? Porque foi o que fizeram com eles, eles não sabem como agir junto a um adolescente, eu tive que viver com uma para entender, errar e aprender, que esse é um trabalho desafiador, e que tudo que um adolescente quer e precisa é se conhecer! Isso não é só importante, é necessário para ele se tornar um adulto emocionalmente estável.

Quer saber como tornar essa fase mais fácil? Ajude seus filhos a conhecerem o mundo, se encontrar, é apenas isso que eles precisam no momento, ah, mas meu filho é a favor do aborto e eu não! Você já explicou de forma amorosa e respeitosa o porquê você é contra? Você conversou com ele respeitando a maturidade e as opiniões que ele tem sobre o assunto? Uma conversa não para tentar forçá-lo a replicar sua opinião, mas sim para fazê-lo entender e respeitar sua forma de pensar.

Mas não, quando um adolescente vem com uma opinião que ele foi convencido através de argumentos e relatos de longas conversas com seus amigos, os pais simplesmente vêm gritando e dizem:

"Filho meu não pensa assim, que merda é essa, seu sem noção?"

Você consegue perceber a diferença, ele quer conhecer o mundo, então segure a mão dele e o guie nesse processo. Seja um lugar seguro e dê respeito para que ele possa perguntar, sem medo, sem julgamentos! O lugar de ensinar seus princípios é na infância; se você ensinou com amor, eles irão carregar para o resto da vida, mas conflitos e ideias diferentes virão, faz parte da vida, e lidar com essas situações de forma respeitosa, entendendo que seu filho cresceu e que ele está buscando pensar sobre o mundo, criar suas próprias ideias, isso é necessário! Quando você age com respeito com seus filhos, você os ensina a respeitar o próximo, você gera admiração. ***Um tolo não tem argumentos, então ele grita, mas alguém admirável conversa!***

Não, não era assim com meus pais, minha mãe gritava e meu pai não respeitava nossas opiniões, mas como eu já disse, eles fizeram o que eles sabiam, e eu os amo e sou grata, pois eles tentaram e fizeram o melhor que podiam com o que sabiam!

Os tão sonhados 15 anos

Então chegou o ano dos meus sonhados 15 anos. Meus pais me perguntaram o que eu queria de aniversario e eu disse que queria gravar meu CD, mas minha mãe ignorou minha vontade e disse que 15 anos é só uma vez na vida. Então, logo no começo do ano, ela deu início aos preparativos da minha festa de debutante. Eu comecei a trabalhar no meu primeiro emprego, que era na frente da minha casa. Era uma escola de música. Como eu cantava na igreja, escrevia música, fazia aula de canto, o Rafael, dono da escola, me convidou para trabalhar ali. Na intenção de juntar dinheiro para a festa, não era o meu sonho, mas era muito o da minha mãe, e isso era nítido para todo mundo.

Tudo foi bem completo. Fiz meu primeiro ensaio fotográfico e descobri que eu gostava muito daquilo, nem imaginava que as câmeras estariam mais presentes na minha vida do que eu podia imaginar.

Todos os detalhes da festa estavam sendo organizados pela minha mãe, chamei minhas amigas e amigos para serem os padrinhos, e tive 10 pares de padrinhos e madrinha. Meu Deus, eu, que não tinha amigos na infância, agora eu tinha 20 amigos ensaiando aos sábados à tarde para minha festa de 15 anos, isso era muito incrível de ver; mas minha mãe não deixava eu ver os ensaios sempre, na verdade eu não podia fazer quase nada em relação à festa. Eu pude escolher a comida, e era pizza, sim, muita pizza! Eu tive a dança com meu pai, meus irmãos e também com o príncipe, que não, não fui em quem escolhi, e sim vai dar problema!

Não foi a melhor festa do mundo, pelo contrário, não foi muito bem uma festa, foi um culto, ou você, que conheça como missa, sim teve até ceia, na época parecia o certo, mas hoje eu penso que eu só queria uma festa com bolo, pizza e refrigerante e muita música para dançar com meus amigos, nem importava o que cada um estaria vestido, pois não existe look mais bonito que a felicidade. E acredite, esse modelito estava em falta nessa festa. Continuando, eu passei o dia presa no salão, em uma sala, sozinha e sem nada, parecia que eu estava internada, minha mãe chegou no final do dia no salão e em poucos minutos já estava estressada com todo mundo. A minha avó materna havia vindo para a festa e sempre que minha avó estava por perto, minha mãe se transformava, parecia que tudo tinha de ser perfeito. Então fomos todos para festa, o clima estava péssimo entre a família, eu nem entendia bem o que estava acontecendo, e até hoje não sei, alguém disse que havia rolado briga, tinham muitos parentes na nossa casa tanto do lado da minha mãe quanto do lado meu pai. Eu entrei cantando, quase que um casamento né, só que eu era a noiva e o noivo (risos), meu primeiro vestido era azul claro bem rodado.

Então os padrinhos dançaram, eu dancei, todo mundo dançou, e chegou a hora de dançar com o príncipe, então! Lembra minha amiga /prima Luana? O meu príncipe era o grande amor da vida dela, mas ela nunca pode ficar com ele, porque ele não era da igreja, e por outras histórias que eu nem saberia te contar aqui. Armaram uma cilada e eu caí; ele estava namorando na época e mesmo que não estivesse, meu interesse nele era zero, pois eu sabia o quanto a Luana já havia gostado dele, mas eu não me toquei e fui convencida de que não seria um problema, mas foi! Quando eu terminei as danças, fui cumprimentar os convidados bem rapidinho e tirei umas fotos e minha mãe me disse para correr para o salão para trocar de roupa. Sim, eu teria que ir para o salão no meio da festa, me arrumar para o segundo vestido. Então eu fui com os fotógrafos, corremos, havia exatos 10 minutos que estávamos ali, eu lembro de estar olhando para o relógio para contar o tempo, ouvi o carro da minha mãe parando na frente do salão e subiu até onde eu estava gritando: "Nem precisa se arrumar mais, pode parar!, a festa já acabou!". No mesmo instante, eu comecei a chorar e todo mundo ficou em choque, ela disse que todos os convidados já haviam indo embora porque eu estava demorando muito, então nem lembro se terminei de retocar a maquiagem, ela me colocou no carro dela e foi gritando comigo. Sobre o que e porque, eu não sei te dizer, eu só conseguia chorar.

Quando eu cheguei antes de entrar na festa, a Viviane, mãe da Luana, que já estava no estacionamento indo embora, segurou no meu braço muito revoltada (com razão) e disse que nunca esqueceria o que fizeram com a filha dela naquela noite, que ela está se sentido traída e humilhada, ela disse: "Poxa, Bruna, vocês eram amigas!". Então, aí que chorei mesmo e segui rumo às portas da entrada da festa na esperança de encontrar o salão de festas vazio. Mas não! Sabe quem tinha ido embora? Os convidados da minha mãe, aquelas pessoas que eu gostava também, mas os meus amigos, eles estavam ali, na pista de dança me esperando e aproveitando! Então, eu entrei com meu lindo vestido vermelho que combinava com meus olhos vermelhos, de tanto chorar. Mas a cada passo que eu dava rumo aos meus amigos, eu via minha mãe indo nas pessoas que estavam trabalhando na festa mandando desmontar tudo, porque a festa tinha acabado. Então, os fotógrafos começaram a ficar desesperado e falaram: "Bruna, depois você vai ver seus amigos, precisamos tirar as últimas fotos"; então enquanto eu tirava, as fotos, via a festa sendo desmontada e meus amigos indo embora. Juro, enquanto escrevo essa parte estou rindo, porque foi tão trágico que chega a ser cômico.

Mas demorou um tempo para eu me recuperar dessa festa. E virou o assunto nos colégios, como meu aniversário é em novembro e as festas no final de novembro, logo vieram as férias, e esse assunto morreu. Só que eu aprendi uma lição: não tente entrar em uma roupa que não cabe em você, não compre sonho de ninguém porque custa muito caro. Você pode criar um problema muito grande e até um trauma, tentando viver algo que você não queria, mas que te fizerem acreditar que era para você.

Adeus, amigos!

No outro ano, meus pais me mudaram de colégio por causa daquele menino, geralmente é assim: se seu filho está diferente, possivelmente são os amigos, né? "Tirem todos os amigos dele e certamente vai resolver", contém ironia.

Sobre essa época, até hoje algumas pessoas que me conheceram da igreja, falam que ficam impressionadas como eu não fiquei revoltada ou algo do tipo. Muitas pessoas que assistiam de perto o medo de crianças, meus pais falam que acham muito injusto e que eles não conseguiam ter diminuam do quanto os filhos que eles tinham eram bons e tranquilos. E que quando assuntos ou questões mínimas que todos adolescentes passam apreciam na nossa vida, como relacionamento, dormir na casa de algum colega, não querer participar de algo com eles, nossa punição era como se fossemos desertores. Eu penso, fiquei minha adolescência toda sem celular, meus amigos tinham e eu não porque eu era uma péssima filha. Sabe quando lançou o Instagram? Conheci pelo celular dos meus amigos, eles me mostraram o WhatsApp, e todas as demais redes. Eu não pude ter rede social durante muito tempo. Lembro que uma vez, meus pais devolveram meu celular e pouco depois pegaram de novo. Então, meu pais passaram um dia todinho, sentados, lendo as minhas mensagens com meus amigos e dos grupos e respondendo eles. Eu cheguei na escola e eles me mostravam as respostas horríveis do meu pai; você tem ideia o que tem no celular de um adolescente de 15 anos, pois é! Foi muito vergonhoso, humilhante. E eu realmente tento entender o que eu fazia de tão terrível.

Eu estava envolvida no louvor da igreja, ensaiava várias vezes na semana até de madrugada, fazia parte e coordenava o ministério infantil, eu participava dos três cultos que tinha na semana e dos estudos sobre a bíblia. Nas horas vagas eu escrevia e cantava, era a oficial lavadora de louça da nossa casa, ajudava no dia da faxina, e estuda de manhã e de tarde muitas vezes. Eu tirava notas baixas no colégio novo, mas eu não tinha amigos para me ajudar, e eu não passava o final de semana assistindo vídeo aula ou fazendo lista de exercício como os outros alunos, eu tinha eventos da igreja, eu dormia muito pouco. Mas eu era uma péssima filha, estava chegando meus 16 anos e eu nunca tinha ido à uma festa, nem beijado ninguém, bebido ou fugido de casa. Talvez eu era uma péssima filha porque eu tinha personalidade demais, mas eu sei que essa mudança de colégio me calou, antes eu tinha meus amigos, era bom ir para escola. De repente, eu me fechei no meu mundo. Eu li todos os livros que pude da biblioteca da escola, descobri uma nova paixão chamada "As

Crônicas de Nárnia" e então fiquei ali. Mas não eu não estava totalmente sozinha, a Lili, uma amiga minha também veio para esse colégio e ela era minha melhor companhia, ficávamos cantando Demi Lovato no banheiro do colégio no intervalo. Eu perdi muitos amigos, mas ganhei uma amiga extraordinária.

    Lembro que ao final daquele ano cantei em um festival da escola, eu já estava cantando há algum tempo em festivais que minha igreja se inscrevia. Então optei e cantei a música Hallelujah. Quando desci do palco, a diretora do colégio que era uma freira, pois era um colégio católico, disse: "Você já pensou em gravar um CD? Sua voz é muito linda, quando voltar às aulas, me procura na minha sala para conversarmos". Eu disse que iria sim, mas não eu não fui, na verdade pedi para mudar de colégio no final daquele ano, lembra? Eu aprendi a fugir de problemas, e eu não tinha conseguido fazer muitos amigos ali, minhas notas eram péssimas, então pedi para ir para outra escola. Mudei para outra escola, a mesma que a minha amiga Eduarda estudava, mas não durou muito...

# CAPÍTULO 9

QUANTO TEMPO, CURITIBA!

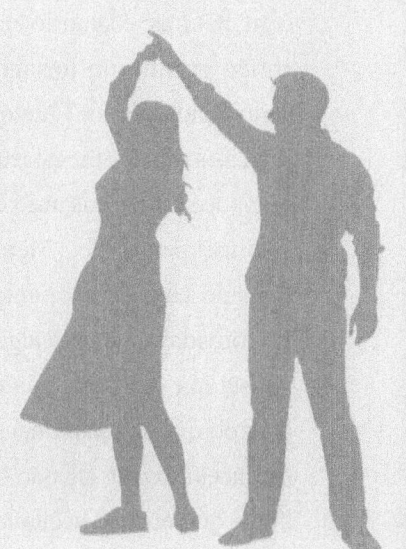

Eu sempre fui do tipo apaixonada, eu cresci assistindo aqueles lindos filmes de romance ou comédias de família. Esse era meu ideal de felicidade, amar e ser amada. Lembro que no Ensino Médio, eu devorei os livros do Nicholas Spark e do Sidney Sheldon. Então, os culpem pela minha facilidade em acreditar em histórias de amor. Essa facilidade em se apaixonar me fez quebrar muito a cara, esse é o problema da paixão, nos tornamos muitas intenções e isso é porque fisiologicamente nosso cérebro recebe impulsos de obsessão e compulsão parecidos com os de quem TOC. Meu irmão Airton dizia que eu tinha um tipo específico, gostava de meninos que costumavam ter cabelos preto, sobrancelhas grossas, traços exóticos, como olhos ou boca grande, segundo ele eram meninos com cara de não serem brasileiros; estou rindo agora, mas é que talvez eu realmente tivesse um tipo.

Depois de ter vivido aquela paixão dos meus 14 anos, eu decidi que ia ficar na minha, meus pais tinham reagido de forma assustadora, eu também tinha agido de forma descontrolada. Então, não é que eu não achava ninguém bonito, achava, mas guardava para mim, eu costumava falar que eu ia casar com 30 anos, e falando em casar nessa época, eu tinha começado a seguir meu antigo vizinho no Instagram. Lembra aquele que eu falei lá atrás que eu era apaixonada por ele? Até que um dia minha mãe acordou e disse: "Sonhei com seu casamento". Eu estava tomando café e levei um susto, aí ela disse: "Sonhei que você estava casando com o Klaus". Sim gente, Klaus era o tal vizinho, eu só fiquei pensando: "Meu Deus, como ela sabe disso?" Porque eu nunca tinha contado nada, então, então segui a vida com isso, vez ou outra, lembro que eu convidava ele para algo da minha igreja, lembro que uma vez ele foi e eu já pensei que era Deus movendo tudo, vocês estão rindo né, eu disse que eu era do tipo que se apaixonava facilmente. Na verdade, eu queria enfeitar o amor, não aceitava que ele não fosse especial, sabe, o amor de Deus por mim era tão lindo que eu não aceitava que o amor fosse morno, queria que fosse lindo e intenso. Ser assim parece loucura, mas é o que vai me fazer viver uma história de amor mais à frente.

Mas não vai ser afora porque agora vamos entrar em uma fase complicada. Eu estava estudando com minha melhor amiga, estava tranquila quanto aos meus sentimentos, vivia 20 horas do meu dia para a igreja, porque quatro horas eu estava na escola; não, eu não dormia. Sabe, você já viveu uma maré de azar? Pois é, tem fases que são assim, nós tínhamos dois animais de estimação, minha cachorrinha que era uma Poodle preta chamada Margarete, Meg para os íntimos, e a gatinha do meu irmão João que se chamava Microsoft, a Laura sempre foi diferenciada, ora ele tinha coelho, ora ela tinha galinha e isso que nós morávamos bem no centro da cidade, pois se morássemos em uma chácara, ela certamente teria cavalos. O Airton já tinha ido embora para São Paulo para fazer faculdade de arquitetura.

A gatinha e a cachorra eram melhores amigas e amavam música, amavam me ouvir cantar, amavam ouvir meu irmão tocar violão e a minha irmã tocando violino. Certo dia, a gatinha Microsoft, perdeu o útero, estava grávida e teve uma infecção. Meses depois, minha mãe teve que retirar o útero dela também, pois ela estava desenvolvendo células cancerígenas, ela tirou e ficou tudo bem, mas o susto foi grande. Mas não, a maré de azar não tinha acabado, minha cachorra no final desse ano veio a falecer. Ela fugiu de casa para pegar um gatinho, e uma moto acertou ela. Era tarde da noite, eu já estava dormindo quando acordei com os gritos e eu não conseguia entender como eu fui dormir com ela, e de repente ela não estava mais ali e não iria voltar. A Microsoft era muito amiga dela e passou dias sem comer, ela tinha uma mania de comer um pouco da comida e deixar o resto para Meg, ela continuou fazendo isso, esperando que a Meg voltasse.

E infelizmente essa maré de azar avia me atingido, minha irmã Laura fazia balé e ela iria fazer sua primeira grande apresentação. Ela era uma ótima bailarina, fomos todos assisti-la, minha amiga Eduarda foi junto conosco, lembro que no meio da apresentação comecei a me sentir mal. Então chamei ela para ir comigo ao banheiro, então quando sentei no vaso eu comecei a sangrar pelo intestino e pelo nariz, não parava mais, achei estranho, eu estava com dor há dias, mas estava ignorando, mas do nada começo a sangrar, falei para ela que também achou muito estranho, mas pedi que não contasse nada. A Eduarda, como ninguém sabia o quanto não estava das melhores a minha relação com meus pais, estava estampado na cara deles que eu era a decepção deles, eu tinha tudo para ser extraordinária, com meu incrível testemunho de vida e eu só queria ser uma adolescente normal. Lembro que no dia do bale, minha mãe fazia questão de falar o quanto a Laura dava orgulho para ela e que isso sim ela tinha orgulho de investir, fazendo referência à minha desastrosa festa de 15 anos.

Sabe, eu pensava realmente que era meu julgamento falho de adolescente nessa época de achar que meus pais estavam me punindo, mas como eu estou no futuro, posso falar que não. Recentemente eu estava jantando com a Eduarda, então perguntaram como eu era na adolescência, se eu aprontava muito e ela disse: "Ela sofria muito, ela não podia respirar que os pais dela já colocavam ela de castigo, ela foi uma das pessoas que mais ficou de castigo na história e por nada, tadinha". Voltei para apresentação em silêncio, como se nada tivesse acontecido.

Então, era janeiro, um novo ano e quem sabe essa maré de azar tivesse ido embora, mas não, minha irmã Laura sofreu um acidente do qual não vou dar detalhes, pois cabe a ela, mas ela era o "bebe" da casa e ver ela internada, passando por cirurgia, foi o pior sentimento do mundo, o pior é que eu sabia como era estar ali, e por mais que muitas vezes eu fingir parecer ser fácil, não era, nunca foi. Então, saber o quanto estava sendo assustar e imaginar o que viria pela frente me deixava mais apavorada. Então os médicos falaram que ela não poderia dançar balé por pelo menos um ano e teriam que ver se ela conseguiria voltar. Minha mãe me chamou para irmos comprar alguns pijamas para ela, então aproveitei e peguei um urso para ela, pois na minha mente, ter um ursinho no hospital sempre ajudava. Então, enquanto estávamos na loja, eu comecei a tremer incontrolavelmente como se eu fosse desmaiar, disse para minha mãe que deveria ser fome, então terminamos as compras e fomos comer. Mas não era fome e essas tremedeiras começaram a ser recorrentes e vez ou outra vinham acompanhadas de sangramento. Até que era uma quarta-feira eu estava tendo aula à tarde no colégio e comecei a sentir muita dor na barriga. Fui a banheiro e só saía sangue de mim, fui para casa, da casa para o hospital e do hospital, para uma nova realidade.

Desde que eu vim morar em Sinop, fui cuidada pela dupla dinâmica, os irmãos Gross; até meus 13 anos, o Dr. Paulo Gross, hematologista, cuidou de mim; ele era incrível e atencioso, mas quando fiz 14 anos, ele me passou para seu irmão, Dr. Mauro Gross. Eu sofri no começo, mas o Mauro faz tão parte da minha vida como se fosse da minha família, e quando apareci ali tão mal, dessa vez começou uma nova fase, fiz minha primeira transfusão, a primeira de muitas, e em meio a exames, eles identificaram que meu fígado não estava bem. Então, eu teria que ir para Curitiba com urgência.

E aí, vamos voltar para Curitiba comigo?

Fomos nós três para a capital paranaense: minha mãe, minha irmã e eu.
Meus pais conversaram com o Dr. Marcelo Lobo e ele nos encaminhou para alguns médicos, fui internada no Hospital Nossa Senhora das Graças,

iniciei a realização de vários exames. Nesse período, começaram a identificar o que eu realmente tinha. Fazia tempo que eu havia parado de investigar qual exatamente era o problema em minha saúde. Com a evolução da medicina, os médicos começaram uma investigação sem fim, exames e mais exames tentando dar um nome para minha doença. Fiz muitos exames, de lúpus alguns davam positivo, outros, negativo; doença de Gaucher?, positivos e negativos, muitos exames e testes genéticos, até que chegamos a um laudo.

Nossa, 11 anos depois da primeira agulhada, agora temos um laudo, será que a vida me ensinou a ser paciente? Eu tinha uma deficiência genética, meus pais carregavam o gene de uma doença que se manifestou em mim- uma disfunção na medula, uma medula hipocelular (infantil para idade) e com deficiência de proteína s e c (esse é o fator de coagulação), logo eu fazia tromboses, foi assim que fiz a trombose cerebral e perdi o olfato, motivo também das minhas convulsões. Fiz também uma trombose na veia posta, essa é a veia que leva o sangue do baço ao fígado, no caso como esta trombossada passa pouquíssimo sangue, ele fica todo acumulado no baço e então o fígado foi morrendo sem sangue e com diversos medicamentos ao longo desses anos; então meu fígado pede sangue para o cérebro e meus órgãos, medula, coração, pulmão, todos trabalham muito, para produzir. Mas esse sangue não chega até ele, então meu organismo foi e continua adoecendo, fica cada vez mais cansado de trabalhar, toda essa bagunça dentro de mim gerara os sangramentos constantes e uma imunidade extremamente baixa. As questões eram: vamos tirar o baço, ou vamos fazer o transplante de fígado? Ficaram uns três meses investigando e tendo reuniões à noite para investigar o meu caso e tentar ver o que seria possível fazer. Lembro de uma médica que me disse: "***Bru, você é como celular que está acabando a bateria, mas não sabemos onde está o carregador, precisamos que você se cuide para essa bateria durar bastante e não acabe antes de conseguirmos um carregado. Mas lembre-se que mesmo se chegar em 1%, lutarás até o fim***".

Na época, eu estava para fazer 16 anos de idade e era cuidada por uma equipe dos melhores médicos. Quem cuidava de mim também era a

Dra. Dafne. A ideia dos médicos era tirar o meu baço e quem sabe, transplantar o fígado, em algum momento eu teria que transplantar o fígado, mas era hora? Eu aguentaria uma cirurgia?

Então, meses e dias se passavam ali, eu longe dos meus amigos, família, sem ir para escola e sem entender como as coisas pioram tanto. Lembro que eu sempre cantava no quarto, na hora do banho, e quando minha mãe me via meio triste ela falava: "Vamos cantar?" Alguns meses eu tinha lançado minha primeira música na igreja que era exatamente o que eu vivia, o nome dela era "Jardim":

> Estou em um jardim e sair não é uma opção pra mim
> E quando penso em desistir
> O Criador vem cantar pra mim
> Esse não é o seu fim

O Bibi, líder do louvor da igreja, me ajudou a produzi-la, e sabe, eu sentia tanta falta de cantar na igreja, eu amava aquilo, ver o grupo de jovens dançando, e todo aquele sentimento, então decido gravar um vídeo cantando ali mesmo no hospital. Minha mãe gravou para mim e eu cantei uma música da Grabriela Rocha uma cantora gospel que eu havia conhecido pessoalmente pouco antes dessa maré de azar. Gravamos o vídeo, ficou muito grande para enviar no whats da igreja, então coloquei no Youtube e compartilhei o link. Então deitei para descansar um pouco, pois estava medicada. Quando acordei, o vídeo era um viral, páginas tinham compartilhado no Facebook e tinha milhões de visualizações e cantores como a Simoni, Becka Costa e o jogador David Luiz haviam me mandado mensagem. O vídeo foi derrubado pela equipe da Gabriela Rocha no meu canal do Youtube, tempos depois eu coloquei outra vez, mas isso era o que menos importava, porque meu vídeo estava em todo lugar, e eu comecei a ganhar seguidores no Instagram, até que cheguei a dois mil seguidores que naquela época era muita coisa.

Então comecei a fazer isso, compartilhar minha rotina, meu dia no hospital, postava no Facebook, Instagram e algumas coisas no Youtube, então deixei de me sentir sozinha. As enfermeiras e médicos sabiam que eu cantava e ficavam impressionados como eu conseguia cantar apesar da minha condição, todos no hospital me conheciam como a menina que canta. Quando eu não estava bem, o meu andar do hospital sabia, pois naquele dia não tinha música, apenas o barulho das máquinas do hospital.

Eu queria muito ir para casa, eu iria, mas não para Sinop, os médicos chegaram à conclusão que não iriam me operar no momento, pois seria uma cirurgia muito arriscada, apesar dos meus exames ruins, e dos quadros de sangramentos, eu estava falando, cantado, sorrindo. Eles tinham medo de me operar e perder essa Bruna era muito para se pôr em jogo.

Lembro do cirurgião que veio para me explicar que, apesar de ser o meu maior sonho tirar o baço, se o fizessem, eu poderia morrer durante a cirurgia. "Não podemos submetê-la a essa cirurgia arriscada. Você vai para casa e vamos continuar fazendo microcirurgias para controlar esses sangramentos. Terá de ficar em isolamento devido à sua imunidade muito baixa. Daqui para frente não poderá ficar indo para escola e nem vendo amigos. Estará dentro de sua casa aqui em Curitiba, você não pode voltar para Sinop, porque precisamos ficar monitorando sua saúde. Vamos cuidar de você até que vá precisar de um fígado novo, então essa é a sua nova realidade".

E de fato nem voltamos mais, não voltamos para casa, as pessoas da igreja mandaram nossa mudança, recentemente um casal de pastores do sul, havia chegado para ajudar na igreja e com a saída dos meus pais, eles assumiram. Então deixamos tudo para trás, até a Microsoft, não tínhamos como traze-la. Lembro que meu pai foi o último a vir, meu irmão logo veio, apesar de ser assustador para todos, meu irmão recentemente tinha começado a namorar uma menina de Santa Catarina e agora estando no Paraná, ele estaria mais próximo, minha irmã nasceu para morar em cidade grande e sempre foi apaixonada por moda. Quem não se encaixava muito era eu, mas eu não tinha opção, eles estavam mudando por mim.

Meus pais alugaram um apartamento bem no centro de Curitiba, em frente à praça Osório. O apartamento era em prédio antigo, mas a vista para praça e para as árvores compensava, afinal Curitiba é a capital ecológica do Brasil, e uma das capitais que menos aparecem o sol, é o lugar frio, não tínhamos roupas de frio, então começamos a ganhar de amigos e familiares. E da igreja, claro, crente aqui, crente ali, crente em todo lugar. Mas já vamos falar sobre isso. Após sair do hospital, eu vivi minha rotina bem isolada. Passava o dia em casa, estudava em casa, às vezes ia para o restaurante dos meus pais e claro, ia para a igreja, isso porque acreditávamos que lá eu não pegaria nenhuma bactéria, loucura ou não, sempre funcionou. Os médicos devem estar rindo agora.

Meus dias eram bem sozinhos, compondo músicas, gravando alguns vídeos com o meu celular. Lembro que um dia eu estava entrando no elevador e disse para Deus: "Pai, eu queria tanto gravar meu CD". Sabe, eu estava estudando em casa via postagens dos meus amigos, estudando para vestibulares, prestando vestibulares e pensava: "Poxa, eu amo música, isso podia ser uma coisa séria, um trabalho". Dentro daquele elevador eu fiz um pedido tão sincero para Deus, que consigo ainda sentir a emoção. O elevador chegou à recepção do prédio, e quando a porta abriu, meu celular vibrou, quando olhei era uma mensagem de uma tia minha, Tia Janete, ela era filha da tia Zé - lembra dela, que me contou a história sobre a criação do mundo?

Então, a tia Janete era muito especial, o filho dela, João Pedro era um dos primos mais próximos que tínhamos, lembro que pouco antes de virmos para Curitiba, ele passou as férias de verão com a gente em Sinop. Mas vamos à mensagem... está escrito assim: "Você sabe quanto ficaria e como funcionaria pra gravarmos um CD seu hoje, Bru?"...

Vou gravar um CD...

Estar na internet me fez conhecer novos amigos, e um deles foi Michel, ele morava em Porto Alegre, era músico, fazia parte de uma banda de rock cristão, gravamos um vídeo juntos uma vez e viramos amigos; sempre conversávamos sobre música e ele escrevia também, então era muito divertido isso. Pedi a ajuda dele para produzir o CD, então escrevemos as músicas, mudamos algumas que eu já tinha escrito, e sim esse CD, nasceu, mas vou te dar um conselho. Nunca, nunca, deixe ser guiado pela opinião dos outros. Eu aprendi isso causando o desastre no que eu mais amava a música. Eu tinha zero personalidade quando falavam faz assim eu fazia, não faz isso eu parava de fazer, eu estava mais perdida que cego em tiroteio, eu queria muito que desse certo, então eu ouvia as pessoas do estúdio. Gravei em Curitiba mesmo e pasmem, mas eu gravei tudo em duas horas, sim era uma tarde de quarta-feira, fazia exatamente uma semana que eu havia operado meu esôfago. Eu gravei todo meu CD. Eu começo e vocês terminam: ficou uma m-e-r-d-a!

Mas essa experiência mudou totalmente a minha vida, para sempre eu hoje eu enfrento um leão, mas eu sou ouvida, a culpa nem era do Michel, ele estava ali como voluntário, como meu amigo, mas o que pesou foi a qualidade, foi o descaso das pessoas que haviam sido contratados. Então a culpa foi minha, eu não escolhi direito, eu não cobrei, eu não me fiz ser ouvida.

Eu divulguei o CD em várias igrejas, mas o que as pessoas gostavam era da minha história, não do CD, então o fato é que foi aproveitado, era incrível chegar nas igrejas e as pessoas já tinham visto vídeos meus na internet, mas não foi a grande mudança que eu esperava na minha vida. Lembro que pouco antes de eu gravar o CD, o pastor da minha igreja disse que eu deveria pensar em fazer outras coisas, pois eu não era boa cantando. A opinião dele teve um peso, pois ele tinha um CD gravado, e quando recebi a proposta de gravar o meu, eu queria a ajuda dele, mas essa palavra dele ficou ecoando na minha cabeça, eu pensava não fazer sentido eu pedir ajuda para alguém que não me achava capaz. Mas eu escolhi o caminho errado. Eu devia ter pedido para me ajudar, pois ele era bom e se eu não era, ele poderia ter me ajudado a me tornar.

Sabe, eu concordo que não existe crítica construtiva, mas as pessoas vão te criticar, quer você queira ou não, então temos duas escolhas: ou deixamos a crítica virar uma ferida, ou usar ela de trampolim para o sucesso. Podemos ficar magoados e desistir, que foi o que eu fiz em relação à música, ou simplesmente usar ela para nos tornarmos mais fortes.

    E foi literalmente assim que comecei a caminhar para o velório do maior sonho da minha vida, foi triste, mas daqui em diante a música só foi ladeira abaixo; voltaremos a falar sobre isso. Só que está tudo bem em relação à música, eu aprendi que nem tudo sai como esperávamos, mas isso não quer dizer que deu errado, pois se você sair diferente do que você entrou, já valeu a experiência. Existem projetos que não foram feitos para dar certo, mas para te ensinar. Mas, por hora vou apresentar para vocês meu primeiro namorado....

CAPÍTULO 10

MEU PRIMEIRO NAMORADO

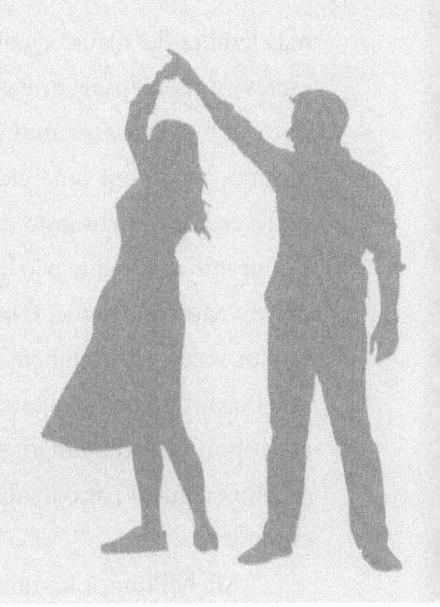

O Michel era um cara muito bonito, do tipo que malha todo dia, muito alto, mas não é o que você está pensando- eu nunca cheguei a gostar dele mais do que como amigo, isso porque eu era muito crente. Nesse tempo na internet, eu conheci e conversei com algumas pessoas, como vocês sabem, eu estava em busca do meu príncipe do cavalo branco, mas era só decepção, lembro que estava conversando com rapaz chamado Junior, já estava planejando o nome dos nossos filhos e um dia ele disse que não podia mais conversar comigo pois estava namorando agora. Outra vez, fui em uma conferência da igreja que aconteceu em Toledo, no Paraná e quem eu encontro lá? Alex, isso mesmo, o menino por quem eu era meio apaixonada na infância, mas na infância ele era baixinho gordinho, tímido, agora ele está alto magro, e a cara do Luan Santana, mas eu estava só fiapo, remédio engorda, soro engorda, faz cair o cabelo... eu não chegava nem aos pés dele e de fato ele nem fez questão de abaixar para conversar.

Então sim, eu continuava com as minhas ilusões, mas eu não contava para os caras que eu estava gostando deles, insegurança que fala, né? Pois é, mas lembra do Klaus? Quando mudei para Curitiba, alguns meses depois, eu escrevi uma mensagem gigante contando sobre a paixãozinha que eu sentia por ele, tristeza esses amores reprimidos, pois agora eu nunca mais ia ver ele mesmo. Sinop era uma cidade menor, mas agora sem chance eu estava em outro estado, e pensando do poder de deixar ir, fiz isso, mas não recomendo. Do mesmo modo que não lembro o que falei, não lembro o que ele respondeu, pronto, vida que segue. É importante levar em consideração que me apaixonei muitas vezes, mas também mudei de cidade muitas vezes, porque sou do tipo que fico muito tempo apaixona pela mesma pessoa, mas eu não costumava ter essa oportunidade. Então, seguia em busca da minha história de amor, afinal, escolher alguém para dividir a vida é umas das tarefas mais difíceis que iremos enfrentar.

Michel nunca foi uma opção, é importante eu falar isso pois na época o pessoal que me seguia, shippava, apoiavam o casal, lembro de várias mensagens assim, mas não, isso nunca acontecia, pois na minha visão o Michel era um "desviado", sim ele acreditava em Deus, amava a Deus, pregava o evangelho, cantava sobre Jesus, orava, mas sabe, ele frequentava uma igreja, ele ia de vez em quando em alguma igreja. Nossa, eu lembro de pensar que ele era menos usado por Deus por conta disso, e como a minha visão sobre evangelho vai mudar. Mas nessa época eu caminhava com a luz que eu tinha. Não era sobre quem ele era, mas sim sobre ele não ir em um prédio. Mas então, se o Michel não foi seu primeiro namorado, quem foi? Então vamos lá, eu lhes apresento Pedro: ele tinha 20 anos, era estudante de Engenharia Elétrica, morava em Curitiba e frequentava a mesma igreja que eu, mas não foi fácil namorar comigo, então que comecemos o tour.

Ele era tímido, do tipo que nem fala, magro, muito branco um típico curitibano que nunca vê o sol, e tinha um irmão mais velho e os pais dele eram muito envolvidos na igreja. Tinha algumas coisas em comum, o fato de termos estudado no colégio adventista, amarmos os filmes da Marvel e outras coisas, mas tínhamos muitas diferenças, e mais à frente vocês vão ver, mas fato é que nosso maior problema eram as diferenças, nós éramos apenas amigos, não tinha vontade de ter nenhum relacionamento. Eu nunca tinha namorado, nem ficado com ninguém, então me mantive confiante que seria só amizade.

Um dia ele me falou algo que certamente eu não lembro, mas que me feriu sobre sermos de mundos diferentes. O fato é que eu fui uma menina que estudava em bons colégios, morava em uma boa casa e tinha bons amigos, para uma jovem sem amigos, em uma casa com aluguel atrasado, que ajudava os pais com o restaurante para não perderem e que não podia mais frequentar a escola, mas que semanalmente frequentava o hospital, de fato a minha vida não era normal. Eu estava vivendo com a imagem da Bruna que morava em Sinop, uma menina com muitos amigos, com um lindo cabelo, sempre muito maquiada, meu pai tinha um bom emprego, mas eu não era mais essa Bruna, quantas vezes na vida a gente faz isso, caminha com uma ótica errada sobre nós, ficamos presos à uma imagem do passado. Eu não era mais aquela Bruna, mas eu poderia amar a nova Bruna, ela bem mais alto astral, era destemida, usava menos maquiagem, tinha o cabelo mais curto, e amava blusas largas de super herói, ela era legal.

Nos mudamos constantemente, isso porque a vida nos prega peças, porque vivemos diversas experiências. Se você não costuma mudar, sua forma de ver o mundo, de se arrumar, de comer, de pensar, então está faltando experiências na sua vida. Mas no final dessa tarde, acredito que o Pedro se arrependeu do que disse e me mandou um lindo e grande buquê de rosas vermelhas que foi entregue no restaurante dos meus pais. Pensa na vergonha: minha avó, meu tio Zé, minha tia Andressa e claro, meus pais, todo mundo de plateia ali para as brincadeiras. Mas todos amavam me ver feliz, minha avó já colocou as flores no vaso e deixou bem na recepção para enfeitar o restaurante. Eu demorei para responder à mensagem do Pedro, mas respondi, pois pela primeira vez eu vi um menino se arrepender e mostrar que tinha se arrependido de falar algo.

Então conversamos e falei que não tinha tempo para um relacionamento, pois eu tinha outras prioridades, me formar, minha saúde, minha família, e me lembro dele ter sido compressível. Essas coisas eram um grande desafio para mim, então não dava tempo de pensar em um relacionamento. Mas disse que estaria ali sempre disponível caso eu precisasse. E ele se manteve mesmo, eu recebia flores toda semana no meu prédio, ele comprava na banquinha de flores rosas, nas cores amarela, azul, rosa: uma mais linda que a outra. Ele dava presente não só para mim, mas para minha família. Ele queria tornar meus dias especiais.

Um dia, ele me chamou para sair e eu disse que ele deveria pedir para os meus pais, ele pediu, e eles deixaram. Eu só disse isso porque jurava que eles diriam não, mas minha mãe disse que eu precisava fazer algo que me deixasse mais animada. Então, segundo minha mãe, para eu ir, eu deveria levar minha irmã mais nova Laura, só que minha irmã tinha chamado meu primo Victor para dormir lá em casa, então eu teria que levar os dois e enquanto eu fechava a conta, meu irmão João chegou do trabalho e disse: " Cinema? Eu topo!". Logo, seria o encontro mais diferente de todos. Fomos assistir Charlie Brown o filme, sim de desenho, e assim que chegamos ao estacionamento do shopping, o Pedro bateu o caro no pilar do estacionamento; também o nervoso era muito, tadinho. Foi só um filme mesmo, longo e que de fato eu queria muito que acabasse, eu estava muito nervosa, e constrangida com toda a situação. Mais à frente eu iria entender o porquê eu estava assim, mas fato que eu ficava assim sempre que estava em locais públicos.

Na saída, no estacionamento, tinha um lugar de Airsoft - é como se fosse Paintball mas, mas sem a tinta. Nós ficamos ali um tempo vendo as pessoas jogarem e fomos para casa. Quando chegamos em casa, meu irmão tinha pego várias bolinhas de Airsoft que voavam no estacionamento, então ele começou uma guerra de bolinhas, meus pais sempre brincavam de guerrinha conosco, todos entraram na pilha e quando vimos, estavam todos: meu pai, irmão, primo, minha irmã, minha mãe, minha gata Lasanha e até o Pedro estavam participando da guerrinha, ninguém atirava em mim para não me machucar, mas mesmo assim, eu sempre corria para entrar na brincadeira. Mas dessa vez eu fiquei parada vendo e lembro que só conseguia passar pela minha cabeça o quanto eu amo minha família, eu vou ter essa imagem para sempre na minha mente. Muita coisa ainda vai acontecer, mas essa é a imagem mais linda da minha família que tenho na minha cabeça, e sempre me pego lembrando dela.

Eles deixaram tudo por mim, meu pai deixou seu emprego e estabilidade financeira, minha mãe os sonhos dela, meus irmãos, deixaram seus amigos, escola, sonhos e todos se mudaram para Curitiba para salvar minha vida. E apesar de estarmos passando os piores dias financeiramente, e eles terem trocado o conforto da cidade pequena, pelo medo da cidade grande, mesmo assim eles conseguem encontrar motivos para serem felizes, passava por mim um sentimento de culpa e ao mesmo tempo uma gratidão por aquela ser a minha família. E nessa fria noite de dezembro, na noite do meu primeiro encontro, eu entendi que família era um lugar cheio de gente imperfeita, com personalidades distintas, e com sonhos diferentes, mas que um está ali para o outro, talvez seu irmão não goste de abraços, ou seus pais sejam muito ocupados, mas saiba que eles te amam.

Talvez você tenha sido criado por seus avós ou tias, mais saiba que alguém escolheu te amar e lutar por você, talvez não seja uma demonstração perfeita de afeto, mas enxergue além- existe amor em coisas que muitas vezes ignoramos. Quando meus pais abriram um restaurante e trabalhava muitas horas por dia para nos manter ali em Curitiba, isso era amor, quando minha avó, minha tia e tios iam nos ajudar no restaurante, isso era amor. Cada ônibus, frio e perigo que meu irmão enfrentou em Curitiba era amor, o medo do colégio novo, a vida nova e saudade dos amigos antigos que minha irmã enfrentou era amor. Temos facilidade em enxergar a maldade, mas precisamos aprender a enxergar o amor, pois ele está em grandes e pequenos gestos, às vezes parece simples para nós, mas você não sabe o tanto que cada um sofreu por aquilo que parece fácil para você.

Quando fui levar o Pedro no elevador, ele inclinou-se no elevador, e antes da porta fechar, me puxou e me deu um beijo; sorriu e disse boa noite. Fiquei ali pensando que meu Deus, nunca tinha beijado ninguém na minha vida.

Naquela noite eu entendi que felicidade não é sobre o que você tem, mas sim sobre como você enxerga o mundo, você pode estar na Disney e estar triste e reclamando das filas, ou feliz e grato por estar lá admirando o lugar, curtindo a companhia. Se você encher o mundo de gratidão e fé, você viverá em um mundo mágico e feliz.

Corri para o meu quarto e fiz o que qualquer pessoa faria: contei para minha melhor amiga a Eduarda, mandei milhões de mensagens para ela. Mas dali em diante seguidos na amizade com às vezes, alguns beijos, ele sempre vinha na minha casa após o trabalho dele para me ajudar com as minhas tarefas, trabalhos do Ensino Médio que não eram poucas. Mas tudo isso mudaria, só que antes...

Sobre amizades, em Curitiba eu tinha a Vanessa e a Gi - eram duas irmãs incríveis que nós conhecemos na igreja- mas que elas me ganharam por terem um coração extremamente diferente de tudo que eu já tinha visto na igreja, elas eram do tipo que não gostavam muito da igreja e das regras, mas elas eram as pessoas mais boas, e cheias de compaixão que eu havia conhecido, elas tiravam do prato para dar de comer para o outro. Uma vez a mãe delas emprestou um dinheiro para um exame que eu ia fazer, quando fomos devolver, ela disse que não precisava, pois ela emprestou porque não ia fazer falta; se ela não tivesse como emprestar, ela não emprestaria, mas se ela decidisse emprestar era sem o peso de ter que um dia cobrar. Eles eram pessoas que ensinavam atitudes, e que marcaram minha vida para sempre, as meninas eram minhas melhores amigas, e apesar de algumas vezes eu ter sido imatura com elas, elas sempre estavam ali, como uma família. A Lili minha amiga, veio me visitar, tadinha, quando ela veio, eu estava internada, curti ela apenas um dia fora do hospital.

A Eduarda foi me visitar também, foi com seu namorado Juninho, era muito estranho ver ela que era minha amiga de infância, agindo como uma mulher de família, mas tempo depois eu descobri que não era isso que estava me incomodando, ela tinha sido transformada pela igreja, mas e não estou aqui para falar se foi melhor ou pior. Mas ela não era mais espontânea como antes, sabe aquela amiga que vocês podem ser sinceras uma com outra sem julgamento? Eu olhava para ela e não via leveza, mas sim um peso, eu sentia medo. Mas em breve nos veremos outra vez e aí entendi que ela estava em uma realidade onde as pessoas precisavam ser perfeitas, se não elas não eram aceitas. Foi ali que eu perdi a minha melhor amiga de infância, nunca mais nossa amizade foi a mesma, não porque ela estava namorando, ou morando longe, mas por causa da igreja, só que eu só fui ver isso muitos anos depois. Saiba, Duda que você foi uma das pessoas mais divertidas e amorosas que eu já conheci, você não tinha um exemplo de família e sempre sonhou com isso, e você já era assim, antes de ser envolvida na igreja, essa era sua essência, você era boa.

Vamos para Sinop?

Um dia meus pais nos chamaram para conversar, pois já estávamos com o aluguel atrasado, tanto do apartamento quanto do restaurante e, sem dinheiro, e sem plano de saúde. Sem o plano eu não conseguiria continuar o tratamento, então não tinha sentido nenhum continuar ali. Então fomos conversar com os médicos e meu pai tinha uma proposta de emprego em Sinop. Lembro que minha médica Dafne, concordou que eu mudasse de cidade, e se eu voltasse de dois em dois meses para continuar o acompanhamento e fazer os procedimentos. Então assim nós combinamos. Lembro que não tínhamos dinheiro para a mudança, para nada na verdade. A minha avó paterna, a Vó Cida veio nos visitar, nos levou para passearmos na praia e disse que nos ajudaria a voltar para casa. Minha avó Cida tinha um dom de aparecer nos momentos mais diferentes e sempre quando estávamos precisando.

Vozinha eu te amo, saiba que você criou memórias lindas na minha vida. Falo pouco sobre meus parentes e amigos aqui, mas credite, eles marcaram minha vida, meus tios, cada um com seu jeitinho, marcou minha vida com suas piadas e determinação de viver, minha tia Odete, você que me ensinou a amar a ler, você sempre me presenteava com livros incríveis, e olha só hoje estou escrevendo meu primeiro livro. Obrigada por serem parte da minha vida!

Ué Bru, mas você não ia namorar? Calma...

Voltamos para Sinop, eu, minha irmã e meus pais, o João foi morar na cidade da namorada dele, a Natasha; ele passou em uma faculdade lá e se mudou. Apesar de estar muito animada em voltar para Sinop seria um grande desafio ficar sem o João, ele era meu melhor amigo e o fato de meu pai ter passado muitos anos viajando, fez com que eu e minha irmã fôssemos muito apegadas ao João, parecia que ele trazia um ar de segurança, mas mudamos e tudo mudou...

Não sei se você já experimentou a sensação de voltar para um lugar depois de muito tempo e não reconhecer nada, foi o que aconteceu. Primeiro que chegamos sem dinheiro, tínhamos para o almoço apenas pão. E lembro que a pastora da igreja, a que assumiu no lugar dos meus pais junto com o esposo, chegou misteriosamente com uma cesta básica, mas não era uma cesta básica. Ela havia feito compras para nós.

Sabe, esse casal de pastores Fabiano e Michele, eles marcaram a minha vida, mas já vamos falar sobre eles. Vamos voltar ao meu namoro...

Eu continuava com idas e vidas de Curitiba, para fazer exames e microcirurgias e o Marcos sempre recebia a mim e a minha mãe na casa onde ele morava com os pais dele, então em um momento, ele me deu um cheque mate, se eu ia assumir algo com ele ou ficar mantendo-o na zona da amizade. Então eu pensei, cara ele é uma pessoa boa, gosta de mim, somos amigos, o que pode dar errado? Tudo!

Não se entra em um relacionamento porque alguém gosta de você; para entrar em um relacionamento precisa ter um acordo de que ambos estão dispostos a fazer um ao outro feliz, pois e se só um estiver "gostando", vai pesar, vai desequilibrar, e vai partir o coração de alguém.

Eu decidi tentar, eu disse que topava namorar com ele, só que ele teria que ir pedir para o meu pai, lá no Mato Grosso. Marcos nem pensou duas vezes. Pegou um avião e veio para Mato Grosso para me pedir em namoro, pediu para o meu pai, então me chamou para jantar no Chalé Italiano, **um restaurante, que foi muito marcante, pois era o mesmo restaurante onde meus pais comemoraram quando reataram o casamento quando eu e meus irmãos éramos crianças.** Como um dos momentos mais bonitos, ele havia reservado. Como eu amava o filme da Bela e a Fera, ele me deu uma flor do infinito igual ao do filme, mas na minha cor preferida, azul, então oficialmente aos 18 anos eu tinha meu primeiro namorado.

Foi uma coisa de louco porque os pais dele não eram muito a favor, logo que começamos a namorar, ele trancou a faculdade de Engenharia porque havia decidido fazer Medicina para ajudar, deixando os nossos pais preocupados diante de suas escolhas pensando em mim. Eu não posso dizer que eu o amei, mas ele era sim, meu melhor amigo. Sem dúvida, era uma pessoa com quem eu podia contar a qualquer momento. Ele foi uma pessoa que eu nunca vou esquecer e foi muito bom para mim. Quando eu ia fazer o tratamento em Curitiba, ele ficava lá no hospital, eu ficava lendo, eu amo ler, e ele então comprava livro para mim, levava filmes legais para a gente assistir. Ele sempre foi muito presente, mas eu não era assim com ele, lembro que já tinham terminado tempos depois e um dia saímos juntos com um amigo dele e eu vi como o casal de amigos se tratavam, com cuidado, amor, ela ia, buscava suco para ele, perguntava se estava tudo bem. E o meu relacionamento com o Pedro foi baseado em mim, como eu não entrei querendo, parecia que ele sempre tinha que estar me conquistando e eu não estava muito preocupada em conquistar, até que ele cansou.

Sabe, eu terminei o namoro e terminei porque eu era muito crente e ele não, ele parecia ser distante de Deus, e eu era do tipo crente juíza, ele não era o tipo de crente do fogo, não vivia na igreja e tinha mais amigos fora do que dentro da igreja. Então isso começou a me incomodar, eu não levei em conta o bom caráter que ele tinha, o quanto ele era amoroso, divertido. Eu me coloquei em uma posição de superioridade pois eu era muito envolvida na igreja, sempre que o beijava ou clima esquentava, eu já colocava a culpa sobre ele, eu terminei o relacionamento assim, pois eu queria alguém mais santo. Mas na verdade eu havia construído sobre ele uma imagem de desviado, ele sobre mim uma imagem de alguém egoísta, que não se importa em usar uma pessoa, uma pessoa julgadora e a imagem que ele tinha de mim era verdadeira. Foi assim que eu agi durante todo o relacionamento. Não era para ser! isso é fato, mas aprendi muito com esse relacionamento, e nunca vou esquecer essa lição: Eu perdi um cara incrível, por ser religiosa e não humana! Curioso é que Jesus se fez humano para nos salvar, talvez se eu tivesse olhado como humana, eu teria admirado e até escolhido amar o Marcos. Não foi dessa vez, mas eu aprendi!

Então, dois anos de amizade e seis meses de namoro, chegamos ao fim. Era a época em que estava prestando vestibular e eu queria focar nisso, fiz ENEM, lembro que por conta do meu cadastro na saúde eu fiz Enem em uma sala sozinha, apenas eu, a monitora e uma enfermeira, sempre fui a "diferentona", encontrei alguns amigos na saída e a vergonha de falar que tinha feito sozinha e com uma enfermeira, fiz de conta que nada tinha acontecido e saí de mansinho. Consegui passar em Direito, mas sendo aconselhada pelo meu pai acabei escolhendo Psicologia.

Agora vamos falar um pouco sobre a igreja...

Quando chegamos foi um susto, as pessoas da igreja com quem eu cresci, não falavam mais com a gente. Tinha festinhas e nós não éramos convidados, meu pai ficou pouco em Sinop e já foi trabalhar em outra cidade do estado, mas esse gelo começou a pesar para minha mãe, então ela começou a frequentar outra igreja, pois era muito doloroso e estranho, ser ignorado em um lugar onde já foi sua casa.

Demorou um tempo para entendermos, a igreja tinha um negócio chamado discipulado um a um, e um dia, no discipulado com o pastor, ele me esclareceu porque isso estava acontecendo. Então vamos lá, eu não tenho dúvidas que meus pais, como pastores, ajudaram muitas pessoas, fizeram o melhor que podiam, dedicaram tempo, dinheiro, sonhos, literalmente tudo que tinham, mas eles não foram bons para todos. Eles erraram muito, magoaram pessoas, prejudicaram... e esse pastor me fez ver o quanto minha mãe era manipuladora, e ele tinha razão, ele me pontuou situações do dia a dia, onde minha mãe fazia as pessoas agirem, falarem e até pensarem de forma que beneficiasse ela. Hoje, quando falamos sobre isso ela fala "Sou mesmo", mas na época quando ele disse isso, disse para mim na frente dela, ela ficou muito revoltada.

O fato é que muitas pessoas da igreja estavam se sentindo livres, e eu imagino, pois, a manipulação é uma prisão horrível. Então ele pediu para que respeitássemos as pessoas, se elas não quisessem nos chamar era um direito, se elas não tivessem vontade de falar com a gente elas eram livres para isso.

Sabe, sou grata, pois esse pastor abriu meus olhos e passei a enxergar minha mãe de outra forma, comecei a me perguntar se eu estava fazendo porque eu queria, ou porque eu estava sendo manipulada. Em contrapartida, durante muitos anos passei a ver minha mãe como uma ameaça constante, não confiava mais nela, e passei a agir como as demais pessoas da igreja. Mas eu não via que estava debaixo de outra manipulação, eu não ia na igreja sem minha mãe e sem meu pai, as pessoas me ignoravam, eu não podia participar de nada, e eu tinha que continuar sorrindo, torcendo para ser perdoada e aceita por todos, inclusive meus amigos, eu tinha que pensar muito para falar, pois qualquer errinho o discipulado não deixaria desapercebido. Eu era muito ingênua para perceber que fazer todos nós temermos era um tipo de manipulação também. Escrevendo isso tudo hoje eu enxergo de fora, mas quando você está no furacão fica difícil de ver do lado de fora, então você é conduzido pelos ventos, e eu fui e passei uma das fases mais solitárias da minha vida, e se eu era controlada pela aprovação da igreja antes, passei a ser 100 vezes mais. Mas por hora, vamos falar só sobre isso, pois daqui a pouco esse assunto vai voltar. E nesse momento o que eu tenho a te falar é que vou mudar de cidade...

CAPÍTULO 11

DEFRAUDAÇÃO

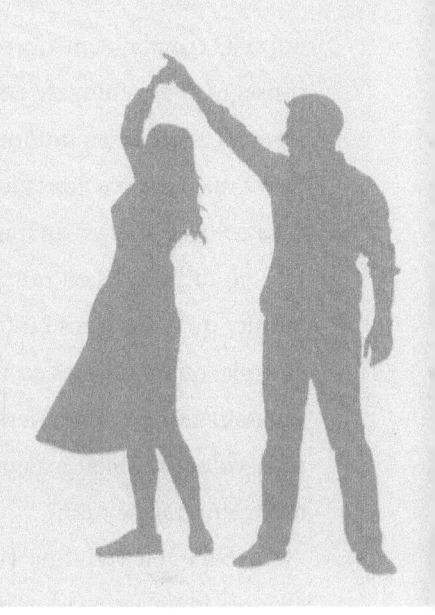

Então mudamos, meu pai já estava trabalhando em Tangará da Serra e estávamos esperando encerrar o ano para mudarmos; minha irmã terminar as aulas, eu prestar os vestibulares, e chegou a hora de mudarmos para lá. E de fato foi triste sair novamente de Sinop, pois gostávamos muito de Sinop, eu estava fazendo alguns cursos de fotografia e comecei a trabalhar com isso para ter uma renda extra. Lembro que na minha última ida a Curitiba para fazer o tratamento o pessoal do hospital, fiz um vídeo superdivertido, uma campanha de conscientização e me convidaram para participar, eu tinha passado a tarde fazendo o procedimento no esôfago e estava dopada de medicamentos, mas mesmo assim eles me esperaram e fui a última a gravar minha participação, já era de noite, as meninas tinham separado um cartaz para eu segurar no vídeo e nele estava escrito: *enquanto houver 1% de chance lute até o fim!*

Era a frase perfeita, eu lembro que quando fui ver as fotos tiradas nos bastidores da gravação aquela imagem minha segurando o cartaz, me fez refletir...Eu estou vivendo ou sobrevivendo? Eu passei minha vida tentando ser normal, curada, sem dores, sem sangramentos, sem hospitais, mas eu não consegui. Da menina de cinco anos que que iniciou esse livro, a essa Bruna de 18 anos, tanta coisa mudou , mas uma coisa não mudou, cada vez meu corpo ficava mais fraco e cansado, e eu estava lutando contra o tempo em busca de uma solução, me ensinaram muito nova que eu não sabia quanto tempo de vida eu tinha, mas eu nunca tinha parado para pensar que talvez esse fosse o último, quantas vezes eu fui sedada para exames, procedimentos no esôfago, cirurgia, quantas vezes eu fui tomada por sangramentos, paradas por conta do sangramento e se eu não tivesse sobrevivido a essas situações, eu teria vivido uma vida que valeu a pena? Que diferença eu teria feito no mundo? Como iriam lembrar de mim?

Sabe, eu vivi uma vida caminhando lado a lado com a morte, isso parece pesado e assustador, mas é a realidade, não só a minha, de todo mundo, ninguém sabe quando tudo vai acabar, se vai ser em uma luta para vencer uma doença terminal, ou em um acidente de carro. Entender que temos que viver todos os dias como se fosse o último mudou a minha vida e fez eu caminhar, eu cansei de esperar, então comecei a viver.

Então começou uma nova fase, eu deixei o tratamento, eu parei de postar e excluí muitas coisas sobre minha vida de hospital, não queria ser lembrada como a menina doente, e embarquei na experiência de viver como uma pessoa normal. Quando chegamos em Tangará da Serra, entrei para faculdade, foi muito desafiador, pois eu havia concluído o Ensino Médio em casa, e minha última igreja havia me dado um gelo, então minhas habilidades sociais eram quase zero. Eu desenvolvi um comportamento chamado de Fobia Social, que é quando você tem crises de ansiedade ou de pânico quando está em contato com muitas pessoas, esse foi um dos motivos de eu ter parado de divulgar meu CD, eu meio que paralisava e ficava pensando em formas de fugir do lugar onde eu estava, eu tinha passado um tempo muito isolada e de muita rejeição, então eu tinha medo de falar com as pessoas e elas me rejeitarem.

A faculdade começou a tratar isso em mim, pois eu tinha que interagir, eu não gostava de Tangará, ninguém lá de casa na verdade, não era uma cidade bonita como Sinop, mas não demorou muito para eu ver que as pessoas eram extremamente acolhedoras. Visitamos algumas igrejas, até que um dia fomos em uma em específico, e no final já nos convidaram para ir em uma célula, eu que ainda está com medo de tudo, passava meus dias lendo em casa ou na faculdade... pera que lembranças boas

Quando lembro de Tangará, lembro da nossa casa grande com vários coqueiros na frente, dias chuvosos, eu lendo mais livros do que se pode imaginar, coleções inteiras, livros de romance, de crimes, e a bíblia entrei nessa aventura, lembro que algumas noites minha irmã ia no meu quarto e ficávamos lendo a bíblia e tentando interpretar entender, ir além, conhecer a história. Minhas aulas na faculdade eram no período da manhã, eu fazia fotos no período da tarde, tínhamos o sábado da pizza em família, nossa que lembranças boas, mas infelizmente só valorizamos algumas coisas quando perdemos.

Mas vamos continuar, um dia fui na célula com a minha irmã, célula era um grupo de jovens reunidos falando de Deus, tipo um miniculto, e ali tinha um jovem chamado Vitor, um ano mais novo que eu, moreno, e que tinha um português péssimo, não sabia cantar, não sabia tocar nenhum instrumento, mas que reunia toda quarta-feira vários jovens na área da casa dela para falar de Jesus. E juro, eu fiquei chocada, agora eu iria começar a conhecer a graça, sabe, ele não estava ali falando sobre quem eu deveria ser ou como eu deveria agir, mas sobre como Jesus é, como Ele age, como Ele faz; curioso que dias antes eu estava falando com Deus sobre o versículo que eu mais amava:

"Tenham entre vocês o mesmo modo de pensar que Cristo Jesus tinha: Ele tinha a natureza de Deus, mas não tentou ficar igual a Deus. Pelo contrário, ele abriu mão de tudo o que era seu e tomou a natureza de servo, tornando-se assim igual aos seres humanos. E, vivendo a vida comum de um ser humano, ele foi humilde e obedeceu a Deus até a morte". Filipenses 2:5 ao 8

Esse menino Vitor trouxe esse versículo à minha mente, soube depois de tantas experiências com a igreja que eu tinha falado para Deus que eu não seria mais guiada pelo que a igreja quer, mas pelo que Jesus faria! E então eu decidi ficar, eu fiquei por ali, eu ficava chocada como Deus conseguia usar ele, sabe eu que era toda "crentona", até terminei um namoro por ser crente demais, de repente, comecei a me questionar.

E foi aí que eu conheci a graça, antes eu achava que precisava merecer o amor de Deus, eu tinha medo de decepcionar a Deus, e principalmente de perder a salvação. E nessa nova igreja, com as células, eu fui descobrindo um Deus que enviou o Seu Filho para morrer por mim quando eu ainda nem sabia da existência Dele, Ele escolheu me amar, e o amor Dele não era inconstante como o meu. **Mas eu briguei para aceitar a Graça, porque é difícil de acreditar que existe alguém que nos ame, sem eu ter feito nada para merecer e se eu errar Ele ainda vai me amar.** Saiu o peso da lei, da condenação e a juíza que habitava em mim, começou a dar lugar a uma pessoa que pensava e agia como Jesus.

Pouco tempo depois, o líder dos meus pais me aconselhou a mudar de célula por uma questão de idade mesmo, tinha uma célula com jovens mais da minha idade, para eu fazer amigos, então eu mudei. Era uma confusão sobre quem liderava, era bem diferente da anterior, mas até que em um momento o líder se tornou o Renato, era o baterista da igreja, quando você fala baterista da igreja certeza que vai dar ruim, sem preconceito. Mas sim, eu me apaixonei por ele, infelizmente!

Ele era um cara divertido, até demais, sabe o cara feio que conquista na lábia, mas lembro que logo que começamos a conversar e as pessoas da igreja começaram a notar, surgiu uma legião de meninas que também já tinham gostado ou ainda gostavam dele, e agora vou falar sobre um assunto muito importante e que eu não tinha noção da lição que eu levaria dessa história. Meus pais eram liderados por um casal chamado Laura Bianca e Lamartino, eles são incríveis, e um dia a Laura Bianca pediu para ir à minha casa conversar comigo, fizemos um lanche da tarde e fomos conversar, ela começou a conversa perguntando se eu sabia o que era defraudação. E eu disse que não sabia, então ela me explicou e me mostrou na bíblia. A defraudação é quando você gera falsas esperanças em uma pessoa, alimenta um sentimento que você não irá corresponder, gera uma expectativa, se aproveita da vulnerabilidade de alguém, e pula fora. Em 1 Tessalonicenses 4:6 Deus fala sobre isso. Ela quis me explicar devido os rumores sobre eu e o Renato, abriu meus olhos para várias coisas, me explicou que o sistema da igreja era a corte, ou seja um relacionamento onde não tem nenhum tipo de relação sexual ou beijo até o casamento e como se fosse uma amizade com compromisso. Enfim, pontuou tudo, e sabe o que aconteceu? Eu aprendi sobre defraudação e levo isso para a vida. Mas eu achei que ela estava me ensinado para que eu não fizesse isso. E eu estava enganada, ela estava me alertando para que eu não vivesse isso, eu entendi o recado de forma errada e me apaixonei pelo rei da defraudação. Mas já voltamos nesse assunto, vamos falar um pouco sobre a faculdade...

Eu simplesmente amava a faculdade, eu nunca me arrependi de ter escolhido Psicologia, vão chegar fases que vou pensar em desistir sim, mas não porque eu não gostava do curso, e sim por motivos externos. O fato de ter estudado muito em casa me fez levar a faculdade como minha prioridade, eu aprender, buscar, dependia de mim, curioso que esse é o método Harvard de estudo, onde o aluno tem pouquíssimas aulas durante a semana, duas ou três, mas passam horas na biblioteca, em projetos, pesquisas e livros. Eu entrei na faculdade com essa ótima, então eu me desdobrava.

Fiz amigos, e lembra do Vitor da célula? Ele estudava comigo e também a Layzza, nossa, como eu amo essa menina; a Lay começou a frequentar nossa igreja, eu nunca tive dificuldade em levar meus amigos para igreja, lembro que em Toledo ainda criança, levei todos os alunos da minha sala de aula para a célula infantil. Lembro que quando a Layzza chegou já havia começado as aulas, então fiz um cronograma de trabalhos para ela entregar, eu não queria ser amiga dela, eu já tinha amigos, foi só porque eu me coloquei no lugar dela, eu sei como é estar perdida na aula, eu passei muito isso na infância, então fiz rapidamente uma lista com datas, capítulos, tudo que ela teria que fazer, curioso que uma coisa tão simples, ela nunca esqueceu. Um dia eu estava na saída da faculdade esperando para ir embora, e ela também estava lá, era uma sexta-feira, dia da célula, perguntei o que ela iria fazer à noite, ela muito expressiva e engraçada com seu sotaque de quem veio de Poconé, disse: "Nada, eu nunca faço nada", então combinei de passar para pegar ela para a célula, foi aí que eu ganhei uma superamiga, do tipo que é como uma irmã, ela vivia na minha casa eu na dela, fazíamos tudo juntas. Lembro do dia que ela aceitou Jesus, de quando ela começou a trabalhar no encontro com Deus da igreja, sabe vivemos muitas coisas incríveis juntas e jamais vou esquecê-la. Ela era forte, determinada, sonhadora e principalmente, ela era ela mesma. Um fato curioso é que sou apaixonada por pessoas verdadeiras, que não têm medo de ser elas mesmas.

Como eu amava essa igreja, o quanto nem dava tempo de pensar na sua vida e problemas porque estamos tão focados nos problemas dos outros. É, eu sei o que eu acabei de escrever, mas na época parecia o certo. Trabalhei em tantos "acampamentos" na verdade chamávamos de "Encontro com Deus", ajudei, cantando, dançando, fotografando, filmando, tantos congressos. Lembro que iria ter o congresso top dos tops em Goiânia, era uma conferência de jovens e todo o Brasil reunidos; me organizei, juntei dinheiro, eu e minha irmã e fomos. Sabe, foi uma das experiências mais marcantes da minha vida, vários jovens da nossa igreja em um ônibus a caminho de Goiânia, todo mundo cantando e brincando, passamos perrengues lá, quase se perdendo em meio às multidões, mas foram dias incríveis. O louvor de pessoas inesquecíveis, mas dois me marcaram muito: teve o mistério de louvor Diante do Trono, nossa, era muito nostálgico e eu cresci ouvindo e cantando músicas deles; e Fernandinho, eu já havia ido no show dele de todos outros que cantaram, mas o momento da ceia, um ginásio gigante lotado, todos ceiando, enquanto o Fernandinho cantava a música "Nada além do Sangue", talvez você esteja lendo esse livro e não seja cristão e esteja perdido nesse assunto. Mas nós ceiamos, não apenas para ser perdoados, pois isso não depende da ceia, mas ceiamos declarando que estamos esperando Jesus voltar, e que sabemos que Ele voltará! Foi um momento inesquecível.

Me espera...

Então sim, foi lido e emocionante, mas agora vou te conduzir a um assunto difícil, e que todo mundo já passou; ou por uma rejeição ou por uma defraudação. Eu como disse, havia me apaixonado pelo baterista e ele me disse que no momento ele não faria corte, pois ele queria se organizar financeiramente, sim ele era mais velho que eu uns cinco anos, mas ele não tinha nenhuma bicicleta, morava de favor em um quartinho, em uma escola de música em troca de seu trabalho lá, fazia faculdade de Direito como bolsista e enfim, essa era a realidade. Mas na igreja crescemos com a mentalidade que Deus proverá, então a situação financeira dele não era um impedimento para mim, o que importava era que ele era uma cara que rezava, envolvido na igreja, divertido e com várias qualidades, mas que também tinha seus defeitos, era muito bravo, tinha muita mágoa com as pessoas e principalmente não gostava de mim, espera, nem sei se isso é um defeito, mas o fato é que ele me deixou no "banho-maria", não quero, mas não largo e ficava essa situação complicada de defraudação, ficava assim com todas as meninas eu me iludia achando que era só comigo.

Eu chamava ele para ir no cinema com a minha família, ele nunca tinha dinheiro então eu tentava fazer de uma forma que ele não ficasse constrangido, e mesmo assim sempre era um problema, eu me importava, eu cuidava não porque eu queria conquistá-lo, mas porque na minha mente eu pensava que quando tudo estivesse melhor para ele, poderíamos ter algo mais sério. Mas isso não era real, o problema é que algumas vezes nós achamos que podemos comprar o amor ou a admiração, mas isso não é possível, se a pessoa falar que não te quer agora pode ser que nunca chegue a hora que ela irá te querer, e diferentemente do que eu fiz, você deve respeitar e se afastar, não por ele ou ela, mas por você, por amor e respeito a você. Eu fui crescendo na liderança da igreja, agora eu também tinha minha célula, fazia parte do louvor e cuidava da mídia da igreja e sempre que eu fazia algo que as pessoas elogiavam, ele tentava se aproximar algumas poucas vezes para elogiar, mas na maior parte das vezes para desqualificar o que eu havia feito.

Isso porque te coloca em uma situação de dependência, e essa é a palavra que define esse relacionamento: "dependência emocional", que é quando você olha para trás e nem consegue definir se era um relacionamento ou uma loucura da sua cabeça, onde você sabe que te davam motivos para ficar, mas parecia que não existia um lugar para você ficar. Eu não estou te contando essa história para denegrir ninguém, assim como todas as histórias desse livro é para abrir seus olhos, pois talvez você esteja vivendo uma situação parecida e várias pessoas estão tentando te tirar desse buraco de incertezas, mas você continua acreditando que em algum momento vai ficar tudo bem, vai dar tudo certo... mas não vai. **Ninguém vai te amar enquanto você não aprender a se amar!**

Casamento do meu irmão...

Sim, um dos homens mais incríveis que eu já conheci, meu irmão João vai se casar. Ele estava morando em Araranguá, Santa Cantarina. Então, nos organizamos e lá íamos nós para a essa cidadezinha praiana para o casamento dele e da minha cunhada. Quando alguém me pergunta se relacionamento à distância dá certo, eu falo para perguntarem para meu irmão, pois eles namoraram um ano à distância, noivaram e agora iam casar. Com uma festa linda, com familiares reunidos, sabe, eu nunca fui do tipo que gostava da ideia de um casamento com uma festa extraordinária, dada minha experiência na minha festa de 15 anos e talvez porque nessa altura eu já não estivesse acreditando muito na magia do amor. Mas indiferente do que eu pensava, a festa de casamento do meu irmão foi muito linda, fomos uma semana antes, então curtimos a cidade e no sábado foi o casamento; era muito bom ver meu irmão feliz, ele merecia. O João é do tipo de pessoa que transmite amor, que quando você conversa com ele parece que a vida é linda e mágica e que vai dar tudo certo, ele tem muitas características da minha mãe, mas sem dúvida, ele tem o otimismo do meu pai.

O casamento tinha máquinas de jogos; ele literalmente montou um fliperama na festa dele, e em algum momento da festa eu fui dançar na máquina de dança e tinha um rapaz na fila para ir também e acabamos indo juntos, eu já tinha visto ele em alguns ensaios do casamento e ele era parte da família da minha cunhada, de forma distante, mas era, ele sem dúvida era um dos meninos mais bonitos que eu já vi na vida, mas muito tímido. Não sei bem como tudo aconteceu, mas na segunda-feira, nosso último dia na cidade, ele me chamou para sair; como eu estava em uma igreja onde não se podia ter encontros e eu era da liderança, disse que eu aceitava, mas que minha irmã Laura teria que ir junto. Então fomos, estava frio, mas fomos tomar um sorvete, eu acho que eu nunca me senti tão tranquila em um encontro, depois fomos andar na praia, que era bem próximo da casa que estávamos ficando. Aí minha irmã pulou fora e nos deixou sozinhos, sabe, conversamos sobre tantas coisas: vida, projetos, igreja, e até de relacionamentos. Ele tinha recém-terminado um namoro longo, e eu contei sobre meu dilema de esperar o Renato. De repente, nós dois viramos amigos, então sentamos na varanda da casa de praia e ali ficamos conversando até às 3 horas da manhã, conversamos sobre Jesus, e sobre o amor Dele, foi uma das noites mais incríveis da minha vida- Maykon , esse era o nome dele. E quando fui me despedir, eu queria muito ter beijado ele, eu, durante muito tempo, reprisei esse momento na minha mente, pensando que eu deveria ter beijado ele, mas eu não fiz isso e ele também me respeitou, me deu um abraço e quando ele entrou no carro me enviou uma mensagem dizendo: "Seu cheiro ficou no meu moletom e nunca mais vou lavá-lo, pois seu cheiro é muito bom". Eu fui embora e sem esperança de continuar conversando, mas continuamos, por vídeo, por mensagens, todos os dias, era mais uma amizade do que algo com segundas intenções; ele me contou da infância dele, do dia que ele foi de bicicleta até outra cidade e depois achou que não conseguiria voltar, eu contava da minha vida de fotógrafa e de estudante de Psicologia, nessa altura eu havia mudado de faculdade pois tinha conseguido uma bolsa em outra instituição. E ele estava se preparando para a prova de bombeiro, estudando e treinando muito para a parte prática.

Até que o Renato descobriu que eu estava conversando com ele e disse que eu deveria parar ou ele contaria para o pastor e eu iria perder minha célula, pois o menino era de outra igreja. Eu comecei a me a afastar discretamente, e sabe, o Maykon foi se afastando na mesma medida, na época eu pensei que eu estava até dando um alívio para ele, pois isso não tinha como dar certo. Anos depois, meu irmão João disse que ele desistiu, pois eu parecia não querer compromisso. Sabe, anos depois eu tentei aproximação, mas sempre quando eu ia olhar as fotos dele, ele estava namorando, eu me arrependi de ter desistido de alguém incrível, por um motivo tão pequeno como denominação de igreja, pois eu amava Jesus e ele também, nos divertíamos juntos, sabe eu poderia ter tentado.

E vocês vão ficar ainda mais tristes quando virem o fim que levou meu "relacionamento" com o Renato, pois assim que deixei de falar com o Maykon, voltei minha atenção novamente para o Renato. Mas é fácil de resumir: chegou uma menina nova na igreja e ele voltou toda a atenção para ela, ele fez comigo o que fez com as outras meninas. Então ele cumpriu a promessa de fazer corte depois de um ano, mas não foi comigo. Foi com a menina nova, lembro que fui falar com ele e ele disse que eu tinha perdido o brilho, eu não era mais a mesma, e é verdade, se ele falasse que cabelo curto era mais bonito e cortava, pintei meus cabelos avermelhados de preto, pois ele disse que era mais bonito, troquei de faculdade porque ele disse que era melhor, briguem com amigas. Espero que você tenha aprendido essa lição junto comigo, não mude por ninguém e não fique esperando alguém te escolher, a culpa não era dele, era minha, eu não sabia me amar e deixei ser guiada por ele. Eu sei que eu saí dessa situação toda muito machucada, e cansada, mas eu não teria tempo de descansar, porque nós estamos de mudança, vamos voltar para Sinop...

CAPÍTULO 12

MORRE UMA FAMÍLIA

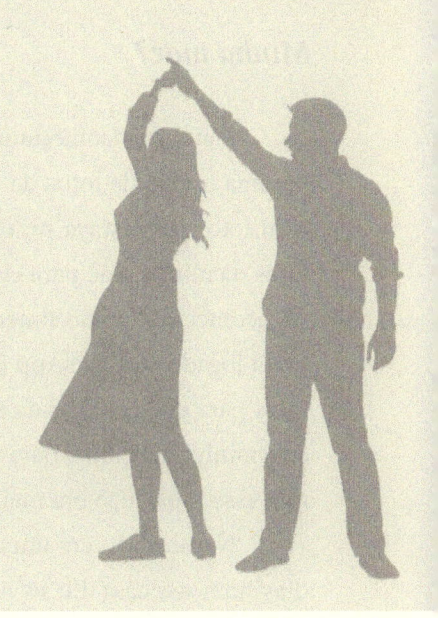

Mudamos, e se você está cansado e contrariado, imagina nós, mas eu nunca imaginei que essa era a maior mudança das nossas vidas, apesar de termos voltado para Sinop, nossas vidas mudariam para sempre. Nos sentíamos falta dos amigos, da igreja, e sabe, apesar de ter crescido ouvindo que a família sempre vinha em primeiro lugar, não era o que vivíamos. Sempre em primeiro lugar veio a igreja, brigávamos pela igreja, priorizávamos a igreja, sofríamos pela igreja. Estávamos revoltadas com meu pais por ter nos tirado de lá. E nosso relacionamento em família só ia ladeira abaixo, a verdade é que tudo que fizemos nas igrejas por onde passamos deixamos de fazer na nossa casa, eu honrava os meus pastores, mas não honrava na mesma intensidade meus pais, fazíamos o melhor pela igreja, mas para os de casa era sempre o que sobrasse. Então, em algum momento, isso iria desmoronar, e desmoronou.

Minha mãe?

Meus pais começaram a ter muito conflito um com o outro, e um dia, fiz uma sessão de fotos da minha mãe por ser o Dia das Mães. Eu trabalhava com foto, pois estava no terceiro semestre da faculdade. Então fui enviar as fotos da minha mãe para ela, mas eu estava sem celular, não lembro o que havia acontecido, possivelmente não estava funcionando. Então lembrei que ela tinha logado o WhatsApp dela no meu notebook e então comecei a enviar as fotos para ela. Na medida que eu enviava as fotos para ela, ela simplesmente encaminhava as fotos para um rapaz e dizia: "Amor, olha as fotos que eu fiz", mas esse rapaz não era meu pai.

Na verdade, era um amigo da minha tia que havia almoçado há poucos dias em nossa casa. Eu só vi essa mensagem, pois sem querer quase enviei uma foto para ele quando atualizou o aplicativo e então abriu a conversa, se não, nunca teria visto. Eu não sabia o que fazer ou o que era isso, então fui conversar com a minha irmã Laura. Sem querer, descobri que minha mãe estava traindo meu pai! Era impossível de acreditar. Era o que os fatos indicavam.

Lembro que meu pai estava viajando na semana anterior, e lembro que em uma noite eu cheguei da faculdade, minha mãe não estava em casa, era quase meia-noite, perguntei para minha irmã se ela tinha jantado, ela disse que não e que a mãe estava em uma reunião do trabalho. Então, eu fiz um caldo de feijão para a minha irmã já que ela amava caldo de feijão, e nada da minha mãe voltar para casa. Quando minha mãe chegou, estávamos jantando, eu nunca vou esquecer dessa noite, pois minha mãe chegou e foi comer conosco, Laura logo disse: " Ué mãe, você disse que iria ter um coquetel lá na reunião". Minha mãe desconversou, mas nos olhos dela existia um sentimento de culpa, e ela olhou para mim e disse: "Filha, estava uma delícia, obrigada por guardar caldo para mim". Naquela noite, as coisas já haviam começado a mudar. Quantas vezes, eu quando eu ficava doente, eu pensava que a doença havia me tirado muitas coisas, mas ela me deu uma coisa: meus pais juntos outra vez! Na minha mente, a minha doença e tudo que eu passei na infância, fez meus pais se apaixonarem de novo, *e de repente meu chão desabou*.

A Laura sempre foi mais decidida e ela disse: "Ah, a gente vai contar tudo para o pai". Ela escreveu um e-mail para contar o que estava acontecendo e quando eu voltei da faculdade, cheguei para a Laura e disse que não iríamos contar porque podíamos acabar com o casamento deles. Não podíamos fazer isso. Falei para a Laura para tentarmos conversar com nossa mãe primeiro, sabíamos que a minha mãe nos diria que estávamos mentindo, e faria meu pai se voltar contra nós, isso já havia acontecido. Mas decidimos arriscar, só que de repente, essa não era mais uma possibilidade, antes que a Laura apagasse o e-mail, ele foi enviado, e o notebook desligou e estávamos sem o carregador, pois meu pai havia deixado na empresa. Ficamos torcendo para que ele não lesse, ou não tivesse sido enviado.

Mas não, ele leu...

Sabe, meus pais nunca foram o casal exemplo, minha mãe era muito brava, intolerante, não consigo lembrar de momentos onde vi ela realmente feliz. Mesmo que acontecesse algo muito bom, ela não curtia o momento, sempre estava preocupada e pensando nas coisas ruins que estavam acontecendo. Lembra que no meu primeiro relacionamento eu disse que não era cuidadosa, não me importava com a pessoa? Em partes era porque aprendi a ser assim, sempre tivemos ajuda para limpar a casa, mas ela cuidava das roupas, fazia o almoço, cuidava de três filhos. Ela fazia porque nos amava, hoje eu sei disso, mas o discurso de reclamação invalidava a atitude de amor.

Já meu pai, é uma das pessoas mais focadas em si que eu conheço, amor próprio é necessário, mas em um relacionamento você precisa aprender a pensar como dois, fazer pelo outro. Meu pai fazia se isso também beneficiasse ele. Lembro que todas as vésperas de natais meu pai sentava para mostrar quanto nós custávamos para ele; ele mostrava o quanto ele era incrível e ganhava bem, e então mostrava as despesas que ele teve conosco ao logo do ano. Adivinha quem custava mais caro? Eu, por conta do plano de saúde. Então, ele seguia com um discurso sobre o porquê não iríamos decorar a casa para o natal, ou comprar bons presentes ou até mesmo viajar, baseado no fato de que estávamos sempre sem dinheiro. Todos os anos foram assim, em diferentes cidades, mas sempre assim. Um discurso preciso acompanhava as mudanças, ele sempre dizia que ele não gostava de ficar mudando, e que ele mudava por nós, para nos manter, por sobrevivência e das vezes que mudavam por mim, sendo que isso nunca foi verdade, mudaram por mim uma vez para Curitiba.

Eu lembro disso, pois eu nunca vou esquecer de ter pedido uma bola de basquete no meu aniversário de nove anos, pois eu já havia olhado na loja que não era caro e também porque meus irmãos também poderiam brincar, sempre que eu ia pedir um presente eu pensava muito, pois eu lembrava que eu era a que mais dava despesas. E sobre as mudanças, hoje em dia ele não tem mais a gente e continua mudando. Mas apesar das pautas sobre finanças, meu pai era otimista até demais, ele nunca reclamava da vida e se nos reclamássemos, ele já nos corrigia, ele sempre nos instruía a ver o lado bom da vida.

Nós éramos filhos e aprendemos o que fazer e o que não fazer, eu amo meus pais e sei que fizeram o melhor que puderam, sempre foram pessoas boas. Eu aprendi muito com os erros deles e vou levar para o resto da vida, e os acertos me fizeram chegar até aqui. Mas esses comportamentos em um casamento o destroem, meu pai reclamava do pessimismo da minha mãe e minha mãe reclamava do otimismo do meu pai, lembra que eu disse que eles eram uma boa dupla, só são sabiam disso? Pois é, eles poderiam ter se ajudado, mas o orgulho, né? Aqui vai um conselho: não case com alguém porque é pai dos seus filhos, ou case com alguém porque vai ser um bom pai, isso é um motivo muito arriscado, case com alguém que você escolheu amar, alguém que também escolheu te amar. Porque filhos crescem e vão embora, mas e vocês dois? Você precisa escrever uma história de vida com seu marido ou com sua esposa, pois no final, só restará vocês dois.

Então, meu pai chegou na hora do almoço com uma cara diferente, disse que precisávamos conversar, ligou para minha mãe e disse para ela almoçar no trabalho dela. Então, ele almoçou comigo e com a minha irmã e disse que iria se separar, mas que iria continuar cuidando de nós duas. Pediu que fôssemos muito fortes a partir de agora.

E nós vimos toda a discussão, a briga; eles nunca foram do tipo de pais que faziam questão de esconder. E foi uma das piores noites da nossa vida. Lembro que era o final de semana do Dia das Mães, e fui ao Boticário comprar um presente para minha mãe, uma colega da minha turma de faculdade chamada Naiara estava trabalhando lá, ela me viu e foi me atender. Pedi que ela escolhesse, pois eu não sentia cheiro, então ela começou a perguntar do que minha mãe gostava, eu nem lembro o que falei, mas sei que comecei a chorar e contei tudo o que estava acontecendo para ela, eu nem imaginava que ela se tornaria uma das minhas melhores amigas.

Hoje eu tenho uma ótica diferente e sei que não foi a traição que fez o casamento acabar, ele já vinha em ruínas há muito tempo. Meu pai fala para todos que tinha um casamento perfeito, mas minha mãe deixava claro que era muito infeliz, e os dois estão certos; meu pai estava feliz pois, ele não precisava de muito para isso e estava sempre fazendo o que gostava. Já minha mãe estava cansada das mudanças, da falta de atenção, e como já disse, diferentemente do meu pai, ela não era boa em ver o lado bom das coisas. Mas na época eu e minha irmã estávamos muito revoltadas com ela. Afinal, por que ela tinha feito isso? **Qual era o sentido de tudo isso?** A gente era uma família "perfeita". Como agora não iríamos mais ser uma família? Eu estava tão decepcionada com ela. Sabe, ela que era tão crente, tudo era pecado, como assim ela traiu meu pai?

Tudo isso aconteceu numa sexta-feira e meu pai disse que ela teria uma semana para tirar as coisas dela da nossa casa. Lembro que no outro dia, fui junto com ela ver uma kitnete para ela morar. Meu pai disse que era para ela levar apenas as coisas dela. Ajudei ela a arrumar as coisas dela, mas ela queria ficar mais sozinha; ela disse que no outro dia iria me ajudar a arrumar a nossa mudança, pois iríamos mudar para um apartamento que meu pai tinha, não fazia sentido ficar naquela casa gigante, agora que não seríamos mais uma família, **mas no domingo, quando acordei, minha mãe não estava mais lá.** Ela tinha deixado uma carta para minha irmã e eu dizendo que ela sentia muito e que iria ficar um tempo distante. Então, a gente não sabia para onde minha mãe tinha ido. Ela não tinha ido para a kitnete que a gente tinha visto, e enfim, depois soube onde ela estava, mas foram mais ou menos seis meses sem contato com ela.

Foi a primeira vez que tive de arrumar uma mudança na minha vida nessa casa. Eu tinha já 19 anos, mudei milhares de vezes na minha vida, mas não desse jeito. Meu pai estava muito mal, muito mesmo. Só bebia e só ficava isolado. A gente ficava preocupado com ele e ele não conseguia trabalhar. O chão do meu pai abriu, ele achou que estava tudo perfeito, então eu o via se olhando e se questionando: "Será que eu estou velho ou será que é porque eu não me cuido?" Ele tentava encontrar um motivo, ele se sentia rejeitado, ele sempre disse que a meta de vida dele era envelhecer e ter os filhos e netos por perto, ter grandes almoços de família, mas agora esse sonho não parecia possível. Nunca eu havia sido tão próxima do meu pai, e nunca havia o visto tão triste.

Enquanto isso, eu me mantinha ocupada arrumando a mudança, limpando a casa nova, limpando a casa velha, desencaixotando e tentando organizar as coisas. E tudo isso acontecendo em meio a uma semana de prova na faculdade, eu arrumava a mudança e de noite eu ia para faculdade. **Perdida com tudo que estava acontecendo, de repente eu tive de virar adulta.** Tinha que cuidar da casa, cuidar da minha irmã. Meu pai viajando sempre. E minha mãe longe.

Compreendendo os dois

Meus pais foram pastores e a gente acreditava que casamento era até que a morte nos separe. Então, não fazia sentido tudo isso que estavam vivendo.

A gente nunca imaginou que eles se separariam um dia, e de repente, a minha irmã era uma adolescente - vivendo a pior fase de todas - imagino a confusão que ela também estava enfrentando, pois a adolescência é uma fase onde você começa a rever seu propósito, princípios, ou você os firma, ou substitui, e de repente tudo que era certo e seguro na nossa vida tinha desmoronado. A mãe super de Deus havia traído, estava distante e já estava namorando outra pessoa, nosso pai super feliz e otimista andava com uma nuvem negra sobre ele. A vida estava um caos.

Ao mesmo tempo, no meio disso tudo, eu nunca tinha tido um relacionamento tão bom com ele porque ele sempre esteve muito longe de nós. De repente eu tive que sentar, ouvir com calma, e ouvir tudo que ele estava sentindo, e então a gente se aproximou muito. Eu vi meu pai num momento de vulnerabilidade muito grande. *Coisa que eu não fiz com a minha mãe na época, e é meu maior arrependimento.* Naquele momento, eu só estava pensando nos sentimentos do meu pai, comprei a dor dele, a briga dele, e não me arrependo de ter estado do lado dele, mas eu não parei para pensar na minha mãe em nenhum momento.

Não estou aqui justificando traição, quem trai é porque tem falha no caráter, mas isso era visível na minha mãe; ela buscou melhora na igreja durante anos, mas o que ela realmente precisava era de terapia. Mas o que me dói lembrar é que minha mãe saiu de casa praticamente sem nada, apenas com as roupas dela, um móvel e outro, para morar em uma kitnete, sozinha. Minha mãe nunca foi constante em empregos, e desistia e estava tudo bem; meu pai dava um jeito de manter tudo, e agora ela teria que trabalhar porque senão ela não teria comida. Meu pai tinha perdido uma esposa, mas ele tinha uma casa e as filhas, uma família. Mas a minha mãe não tinha nada. Nada mesmo, e ela teve que se reinventar, a minha mãe tinha passado a vida dela cuidando de mim. Minha mãe abriu mão do sonho dela, tudo: a autoestima dela, os projetos e sonhos pessoais porque ela precisava cuidar de mim para eu sobreviver. O fato é que todo mundo nessa história sofreu, e dor é uma coisa que não se compara. Então, no meio de tudo isso, eu falei comigo mesma: "Cara, eu perdi a pessoa mais importante da minha vida". Lembro que em uma noite, eu chorei tanto porque era aniversário da minha mãe. Eu tinha ligado o dia todo, e ela não tinha atendido, meu pai me colou no carro e disse "Você quer ir ver ela?"

Então fomos. Ela não estava em casa, uma vizinha dela disse que ela tinha passado o dia fora. Então, quando voltei para casa, ela me ligou, disse que não tinha atendido pois estava em uma chácara com o namorado dela. Sabe, fazia três meses que meus pais tinham se separado. Eu ainda pensava que eles poderiam voltar, mas agora com essa novidade... Então, eu tinha dó da minha mãe, mas vez ou outra ela aparecia com uma novidade e meu pai e minha irmã falavam que eu era muito inocente. Parecia que nós estávamos sofrendo e ela curtindo como se não houvesse amanhã; mas não era verdade, ela estava sofrendo e com medo. Meu pai havia dito que estava com uma doença séria e que teria que fazer um longo tratamento.

Então, meu pai cansou de sofrer e foi embora...

CAPÍTULO 13
A IGREJA

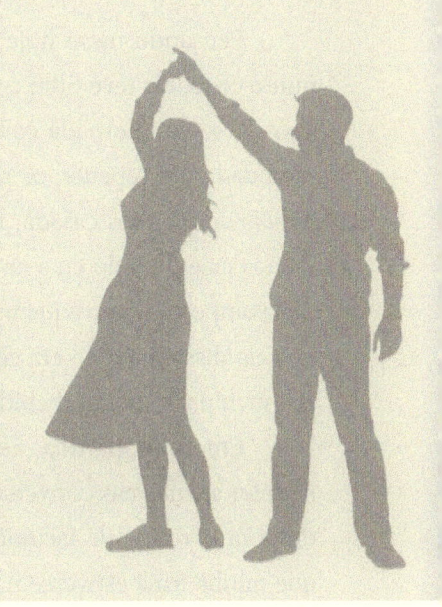

Sete meses depois do divórcio, meu pai mudou-se para o sul do país e deixou eu e minha irmã sozinhas. "Vou embora porque é muito difícil ficar aqui em Sinop e saber que sua mãe está aqui. Daqui um ano eu levo vocês para lá. A Bruna vai terminar a faculdade e a gente transfere os estudos da Laura depois, mas vão ter de ficar aqui esse tempo", disse meu pai, nos deixando. Lembro que eu conversava todos os dias por chamada de vídeo com ele, para ver se ele estava bem, e saber como estava o tratamento dele.

Mas o que não andava muito bem eram as coisas por aqui, eu tinha a minha irmã debaixo da minha responsabilidade, ela era de menor ainda e eu tinha uma casa para cuidar, a faculdade e tudo mais. Vivíamos com apenas 1mil reais para pagar todas as nossas despesas. Eu tentei um emprego em uma agência de viagens, mas eu sempre ficava doente, então vez ou outra eu fazia um bico como fotógrafa. No início da separação dos meus pais, minha mãe ficou bem distante de nós, mas assim que meu pai foi embora, aos poucos, ela foi se reaproximando.

Pensando nisso hoje, me vem à memória, a minha mãe. Ela se casou muito cedo, ela teve filho cedo, e se for parar para pensar, ela apenas tinha 26 anos e estava internada comigo no hospital. Bem nova e com muita responsabilidade. De repente, os rumos da vida dela mudaram, e ela estava solteira, depois de 23 anos casada. Eu via então, que minha mãe estava sendo muito menos mãe quando eu a encontrava em algum lugar. Ela usava roupas, ou tinha comportamentos que muitas vezes parecia que ela era a adolescente. Tudo que ela disse que não era certo fazer durante anos ela estava fazendo. Não só ela, meu pai também, bebidas, festas, namoro.

Em contrapartida, eu parecia ter envelhecido anos, eu não conseguia nem ter as mesmas conversas que as pessoas da minha idade tinham. E mantinha uma rotina de faculdade, igreja e casa, nada além disso. Queria muito que minha irmã estivesse na igreja, mas ela não queria ir mais porque discordava de muitas coisas ali, ela não estava errada. E eu descobri um probleminha, quando fico triste, a fobia social volta, eu não queria sair, estar com amigos, eu só queria ficar em casa, e faxinava a casa sem parar. Talvez você esteja pensando: "Nossa, essa não é a Bruna que eu conheço, feliz, cheia de vontade de viver e cheia de luz. A verdade é que eu só descobri a luz depois que vencia as sombras, mas foi difícil.

Sempre que eu me via triste eu passava horas limpado a casa, limpando lugares que eu já havia limpado, era de madrugada, eu estava limpando a casa, e brigando com a minha irmã por conta da bagunça do quarto dela. Eu deixei de ser a irmã legal e passei a ser mãe, eu assumi papeis que não eram meus, administrava conflitos dos meus pais a todo momento por conta de documentos, fotos, casa, minha irmã. E mantinha minha rotina de médicos sozinha. Lembro de passar a noite com dores abdominais e sangrando, ir na manhã seguinte para o hospital, ser medicada para dor e voltar para casa, e manter tudo isso em segredo. Eu não queria preocupar meus pais e não queria que minha irmã pensasse que eu não era capaz de cuidar dela, mas eu não era, e nem deveria ter ficado com essa responsabilidade.

Sozinha! Essa é a palavra que define essa fase, eu nunca havia me sentido tão sozinha, mas quando eu ia à igreja, ou à faculdade, eu brincava da "brincadeira do contente": fingia que estava tudo bem... quando ligava para meu pai eu dizia que estava tudo bem. Um dia, minha mãe passou para tomar café e disse que iria agendar uma consulta com o Dr. Mauro, pois era visível que eu não estava bem, com muitos hematomas pelo corpo, cara de cansada, e então nós fomos. A essa altura eu já estava supertranquila com a minha mãe, pois apesar de ser escorpiana, eu perdoo facilmente, não esqueço, mas não anulo tudo de bom que alguém fez por mim, por conta de um erro. Um dia minha mãe foi comigo à uma consulta e o Dr. Mauro disse: "Bruna, você está piorando, você precisa deixar sua peteca lá em cima, se não, você vai adoecer. Você tem estado bem todos esses anos porque está feliz, essa é a única explicação; se você ficar triste, não conseguimos te ajudar".

Eu comecei a chorar e minha mãe abriu o coração sobre as coisas que estavam acontecendo. Sabe, naquele dia, o Dr. Mauro foi o melhor psicólogo que já conheci. Lembro que quando cheguei em casa, liguei para o meu pai e contei o que estava acontecendo, então ele disse: "Se você não sabe como ser feliz agora, descubra o que está te deixando triste e tire da sua vida, já é um bom começo".

E foi assim que eu tirei a igreja...

Agora vamos falar sobre um dos assuntos mais importantes desse livro. Eu cresci na igreja, como vocês puderam acompanhar. Fui "de alguém" que nem sabia quem era Deus, para "alguém" que pregava sobre Ele, e "alguém" que viveu experiências extraordinárias com Ele. Fui de uma cristã julgadora durante um tempo e depois descobri que o evangelho é amor. Ter morado em tantos lugares e frequentado tantas igrejas e conhecido pastores, bispos e apóstolos, me fez enxergar o evangelho de uma forma diferente. Eu aprendi que eu sou a igreja e aquele lugar onde nos reunimos é apenas um prédio.

Eu aprendi que eu precisava agir e pensar como Jesus, não como o pastor ou como o líder; infelizmente eu aprendi na igreja que questionamentos não são muito bem-vindos. Vamos lá...

Eu já enfrentava sozinha a igreja, eu estava há muito tempo mergulhada ali para não me sentir só. Estava no louvor, fazia fotos de todos os eventos e cultos, filmava eles e editava todas as semanas. Quando me perguntam como aprendi a editar tão bem vídeos, eu lembro das duas horas de pregação que eu editava todas as semanas, pensando no que poderia ou não ser postado. Eu nunca achei ruim de fazer, eu amo fazer isso, e sempre fiz porque amava e porque queria propagar o evangelho. Não foi isso que me fez tirar a igreja da minha vida; vai além.

Eu liderava uma célula chamada Ohana, era o que eu mais amava fazer: era meu momento de alegria em meio àquele caos que estava na minha família. Lembro que um jovem de outra célula se relacionou com uma menina da minha célula, e isso virou um rolo gigantesco, pois o menino era homossexual, recém-convertido, e a menina da minha célula foi excluída de todas as atividades. Ela pedia para fazer teatro, ela amava cantar e queria fazer parte do louvor, mas sempre que eu ia levar o pedido ao discipulado de líderes, era negado... Lembra que eu disse que quando eu fracassei com meu CD, eu aprendi a me fazer ouvida? Então, que comecem os jogos...

Lembro que questionei do porquê ela não poderia participar, pois esse erro dela era antigo, então alguns membros do discipulado falaram sobre as roupas dela. Lembro de pensar: "Será que eu que sou desligada? Mas nunca tinha enxergado nenhum problema nas roupas dela". Enfim, continuei tentando fazer ela participar, assim como faria por qualquer um da minha célula, **o evangelho é sobre amor, perdão e não sobre condenação.** Não era justo o que estavam fazendo, rotulando-a por um erro. Ele era muito crente, então ele me ignorava ou tentava me convencer de que eu estava errada. Até que certo dia, a bomba explodiu. Lembra do menino que era homossexual e que ficou com a menina da minha célula? Então veio à tona que ele estava ficando ou tinha ficado com uma líder; a líder dele na época, e sabe o que aconteceu? Nada!

O discipulado e liderança da igreja escondeu e abafou a situação; ela continuou liderando o rapaz, e liderando o louvor também. Mas com esse episódio, meus olhos começavam a se abrir para a realidade

Então meu chão abriu, de verdade. Eu me lembro que tinha um rapaz homossexual na minha célula Jef, lindo, gentil, engraçado, que cantava. E lembro que eu fazia, todos os domingos de manhã, estudo bíblico com ele, onde eu falava sobre Deus, sobre Jesus, sobre tudo aquilo que eu aprendi na infância sobre o evangelho, e que agora ele estava conhecendo. Em todos os discipulados quando eu falava das habilidades do jovem, o pastor dizia que primeiro ele teria que mudar para fazer parte, talvez anos atrás eu achasse isso normal, mas não, eu não pensava mais assim, o Deus que falava no meu coração era sobre bondade, gosto muito de um versículo que fica lá em Colossenses 3:15 que diz: "Seja a paz de Cristo o árbitro em vosso coração". Sabe quando você sente um alívio, uma paz, conforto ou algo parecido no seu coração? É Deus falando com você. Paz é diferente de vontade, eu tenho vontade de comer um balde de batata frita, mas no meu coração eu sei que isso me faz mal, sei que vou passar mal, mas eu tenho vontade. Agora, a paz e uma segurança e alívio nas escolhas, e por mais que todos esperavam que eu fizesse o menino mudar, "virar homem" como brincava, eu só queria que ele conhecesse Deus e o amor Dele, quem ele namorava não era algo que cabia a mim.

Então chegamos em um momento que era inevitável, no estudo que falava sobre pecados sexuais. Me lembro que ele falou que queria muito mudar, abriu o coração. E sabe o que a liderança esperava que eu fizesse? Queriam que eu orasse por uma transformação e que disse que ele teria que lutar contra os desejos da carne e que Deus iria ajudar. Então fim, trabalho concluído. Mas lembra da história de sentir paz? Eu não tinha paz em fazer isso, pois esse sentimento tentações, enfim, chame do que quiser, não iriam embora, eles continuariam ali, e quando ele não os conseguisse vencer, ele sentiria que Deus estava bravo ou triste com ele, então em algum momento ele se cansaria de decepcionar Deus e abandonaria tudo. Eu sei, pois, eu já havia feito o protocolo e visto pessoas fazendo o protocolo, e sabe como era o resultado?

Sempre o mesmo. Então eu escolhi fazer diferente, sabe o que eu disse?: "Você é livre para amar quem você quiser, eu não posso escolher por você ou te obrigar escolher. Se você se relacionar com homens você vai sofrer preconceito, talvez não te deixem participar de teatros, nem do louvor, você vai sentir culpa, medo, não vai ser fácil. Mas se você escolher renunciar seu sentimento, você também vai sofrer, pois é muito dolorosa uma vida onde você tem que abrir mão de suas coisas para agradar as outras pessoas. Das duas formas será difícil, e só você pode escolher, mas indiferente do que você escolha, vou estar aqui, sendo sua amiga, te apoiando, vibrando com você. E lembre-se sempre, que Deus escolheu te amar, não há nada que você faça que o fará te odiar, o amor de Deus não é movido por emoções, ele é constante". Então encerrei nosso estudo o aconselhando a falar com Deus; ele iria começar a leitura do Novo Testamento, então o convidei para almoçar comigo com a minha mãe e minha irmã.

Sabe, ele não tinha uma pressão para mudar, ele veio como ele estava e Jesus o aceitou, o acolheu, deu uma família, apoio. Meu pai sempre falou que comportamento gera comportamento e eu não queria mudá-lo, eu queria ensiná-lo a ser como Jesus. E me lembro que quando íamos para o discipulado, o pastor perguntava sobre o processo com ele, eu só dizia que estava tudo bem, e realmente estava, pois esse era um processo dele e de Deus.

Sabe, foi aqui que eu comecei a entender que apesar da destruição que aconteceu na minha família, os princípios mais importantes eu aprendi em casa, não na igreja. Minha mãe foi criada por um homossexual e quando nasci, ele foi meu padrinho, então eu nasci em uma realidade de igualdade. Meus pais me ensinaram a valorizar as pessoas, me ensinaram amar as pessoas, nunca ouvi meus pais falando que não queriam visitas ou que não gostavam de lidar com pessoas. Eles sempre falam "eu amo gente". Eu sei que muitas pessoas agora estejam pensando: "Que horror, Deus abomina os gays Bruna, está na Bíblia". Eu sei, mas eu não entendo, sabe Ele escolheu amar o Jef a ponto de enviar o Seu Filho; você tem ideia que não foi um anjo, foi o filho dEle para morrer pelo Jef? E o Jef não era perfeito, ele ainda era um pecador, mesmo assim Deus escolheu amá-lo. Eu não altero a vontade de Deus, torno ela clara, mas não posso obrigar ninguém a segui-la, ou dizer que seu pecado altera o amor de Deus, não altera, Ele é amor, e principalmente eu prefiro chegar ao céu e ver Deus falando: "Eu tenho dois caminhos, ser a que acolher ama, esta do lado indiferente da escolha, ou ser a que ignora, exclui, condena, se não for do meu jeito. Prefiro chegar ao céu e ser repreendida por ter amado e acolhido, do que ser repreendida por ter excluído e rejeitado.

Sabe, mas porque estou te contando isso? Porque isso me fazia mal, eu pensava: "Poxa, não faz sentido, eu não tinha reparado, mas isso acontecia com a minha família também". Minha mãe se afastou da igreja porque ela foi rotulada pelo erro dela, lembro do ensinamento de Jesus sobre a mulher adúltera: "Que atire a primeira pedra quem não tem pecados" e como ninguém atirou, Jesus disse: "Vá e não peques mais". Mas a igreja era diferente, eles atiravam pedras esquecendo que também não eram perfeitos, e ao invés de ajudar as pessoas daquilo que eles diziam ser pecado, eles falavam: "Essa aí continua pecando, tenho certeza, a fulana não tem jeito" ou "Não vou escalar a fulana para ajudar no encontro, não tenho certeza se ela mudou".

Sabe, eu fiz tanto isso na minha vida, julguei, exclui as pessoas, as condenei. E quando eu comecei a ler a bíblia e ver o que Jesus fazia, eu descobri que estava vivendo o evangelho de forma errada. Só que se você não agir conforme o protocolo, você não serve, mas o protocolo estava me fazendo mal, o protocolo ajudou a destruir a minha família.

Se você pecasse e fosse um líder, era acobertado, mas de um membro que vinha e abria o coração, era rotulado para sempre. Eu pecava, todo mundo peca, quando você conta meias verdades, quando você dá um jeitinho para tirar vantagem, quando você fala mal das pessoas, quando você trata as pessoas com ira, tudo isso é pecado e precisamos lutar contra eles todos os dias. Mas jamais deixe seus erros fazerem você pensar que não é amado, ninguém tem o direito de dizer o que você pode ou não fazer, ou medir o tanto que você é especial, porque Ele já disse o tanto que te ama:

"Porque Deus tanto amou o mundo que deu o seu Filho Unigênito, para que todo o que Nele crer não pereça, mas tenha a vida eterna." João 3:16

Sabe, minha ideia não é comprar briga com a igreja, não; mas é ajudar quem por algum motivo se sente distante de Deus, porque infelizmente a igreja gerou esse sentimento. Eu sei, nem todas as igrejas são assim e se você está feliz na sua, continue. Mas jamais deixei alguém definir o que você pode ou não fazer ou o seu valor, fale com Deus e que a paz seja o árbitro do seu coração. Ele morreu para que vocês tivessem um relacionamento, para que você perguntasse as coisas para ele, para que, e não para outras pessoas.

E então essas situações começaram a acontecer com a minha mãe e com a minha irmã. Somada às situações da minha célula, fui conversar com os pastores, e eles disseram para eu não comprar uma briga que não era minha, jogaram na minha cara de onde eu estava vindo, de uma família problemática. A pastora literalmente se transformou, aquela mulher calma e tranquila saiu de si. Disse que estava cansada de ter que lidar com minha família e que nunca imaginou que teria problema comigo, eu era a única que estava indo bem, mas agora tínhamos problema e se eu decidisse ficar na igreja, as coisas não iriam ficar fáceis para mim. E sabe o que aconteceu? No outro dia, o pastor pediu que eu me desculpasse com ele perante o discipulado e com a pastora, ou ele iria tirar minha célula. Eu pedi desculpas sim, enviei uma flor para a pastora, com os últimos dez reais que eu tinha do mês e pedi desculpas ao pastor perante todos do discipulado, como ele havia pedido. E logo em seguida entreguei minha célula, me desliguei da igreja também. Saí com os problemas ajustados, deixei minha célula em boas mãos, e fui.

Aqui encerro meu ciclo com a igreja, tentei encerrar de forma tranquila, mas a pastora, me bloqueou em todas as redes sociais e ficava postando indiretas do tipo: "Gente doente da cabeça inferniza gente do bem", juro estou rindo agora. Mas sabe, todas as crianças têm uma fase onde elas acreditam que seus pais são super heróis, e conforme elas vão crescendo, elas começam a perceber que os pais são vulneráveis, frágeis humanos, não são indestrutíveis. Eu nunca vi meus pais como indestrutíveis, pois muito nova vi eles com medo de me perder, ou sofrendo de amor, sempre vi eles vulneráveis, e com o passar do tempo fui admirando eles, pois o segredo não está em vencer na vida, mas sim em nunca desistir, e nisso eles eram bons.

Mas eu tive essa experiência versus realidade, com a igreja, com a liderança. A faculdade de Psicologia somada à todas as experiências, me fizeram ver que cuidar de pessoas é muito desafiador. Estávamos ali há cinco anos estudando sobre como auxiliar as pessoas a terem saúde emocional, a lidarem com seus problemas e traumas. E cada vez mais eu via que não era mágica, era preciso muito conhecimento. Minhas experiências como ser humano ajudam a gerar conexões, empatia, mas não te ajudam a lidar com suas dores. Na minha última conversa com os pastores, me lembro de ter ficado ali vendo eles tentando justificar as injustiças que eles estavam cometendo, e tentando fazer eu me calar por medo, então eu vi duas pessoas assustadas, perdidas, que não sabiam nem quem eram de verdade e que estavam fazendo o que alguém disse que era o certo fazer.

O pastor era um cara muito humilde de uma cidade do interior e que alguém confiou a ele que cuidasse de milhares de pessoas, ele era engraçado e suas pregações eram praticamente um show de stand up gospel, isso fazia com que a igreja lotasse, pois duas horas de culto passam sem ninguém perceber; a pastora era uma mãe e esposa que ensinava outras mulheres a serem o mesmo. O pastor nunca tinha tempo para os membros, e a pastora era muito reservada e todos tinham que respeitar isso. Eram duas pessoas que tinham escolhido cuidar de outras pessoas, mas eles não sabiam e talvez nem gostassem de fazer isso. Esse é um caso que estou dando de exemplo, mas meus pais por exemplo, cuidaram de tantos casais e acabaram com seu casamento. São tantos os pastores que eu conheci que cuidavam da igreja e tinham filhos revoltados ou doentes, filhos que nem acreditavam em Deus. Por isso, deixou de fazer sentido para mim, minha única missão é ser como Jesus, e se eu for como Ele, tratar as pessoas como Ele trata, certamente as pessoas iram querer conhecê-lo.

Aqui eu passei a entender que pastores são seres humanos, mas nós os vemos como um mediador de Deus, só que apesar de os colocarmos nessa posição e alguns deles se colocarem, eles não deveriam estar nela, pois criamos uma imagem errada sobre Deus. Se o pastor não tem tempo para nós, começamos a achar que Deus também não tem. Se o pastor critica nossa tatuagem, começamos a achar que Deus também não se agrada. E querido ou querida que está lendo esse livro, ele é só mais uma pessoa, assim como você com suas opiniões e princípios, não é um anjo. É só um homem, então se seu pastor souber te ouvir, ter empatia, não julgar, manter o sigilo das conversas e te aconselhar a procurar o melhor para você, te aconselhar a falar com Deus, esse sim é um pastor. Ele apenas conduz o rebanho. E te busca onde quer que você esteja, cuida das suas feridas, mas não te sacrifica para ensinar uma lição às outras ovelhas.

Sabe, não tenho rancor de ninguém; se eu sou a Bruna que muitos conhecem hoje, foram essas experiências que me formaram, e sabe, o que foi a melhor parte de tudo isso, foi o alívio de saber que eu poderia sair de tudo isso. A liberdade de escolha: "Então Bruna, você nunca mais irá a igreja?". Nunca diga nunca, eu ainda escuto pregações, oro, leio a bíblia, e quero que meus filhos participem de eventos para crianças, conheçam Jesus de forma mágica e ilustrativa, como eu conheci. Mas o lugar onde eles realmente conhecerão Jesus será dentro de casa, em atitudes, um Jesus que ama, que perdoa. Através de atitudes, do amor, da fé, de sonhos que se realizam, da bondade, pois isso é Jesus. Vou ensinar meus filhos a amar, não a julgar, a perdoar.

Lembro que na época eu estava fazendo corte com um rapaz da igreja chamado Enzo, ele queria muito, eu não, mas depois de muita insistência, dei uma chance. Ele era o menino mais crente da igreja, todo mundo admirava a forma dele orar. Foi aí que descobri que não adianta ter unção e não ter caráter, de todos os meninos que conheci ou me relacionei, esse foi o único que era agressivo, parecia ser um anjo na igreja, mas eram realmente assustadoras as atitudes e manipulação dele. Ele mudou para Sinop por mim e eu carregava essa responsabilidade, ele veio sem um real, pedindo para que meu pai arrumasse um emprego para ele na cidade, lembro dele falando no telefone para a família dele que essa era a vontade de Deus e que Deus o ajudaria, enquanto isso, ele estava sentado e esperando que fizéssemos algo.

    Aí você pode falar: "Mas Bruna, mesmo vendo isso tudo no começo você aceitou fazer corte?" A folga e preguiça eu vi antes, mas não era algo muito incomum, lembro que alguns meninos da igreja falavam que tinham medo de começar a fazer corte com uma menina e daqui a pouco chegar uma mais bonita na igreja. Eu tinha 20 anos, as pessoas na igreja casam cedo, então resolvi encarar o risco, não tinha muitas opções e eu tinha que me relacionar com alguém da igreja. Agora, apesar de ele ter me contado que saía no soco com o irmão dele, eu não levei a sério, nem imaginava como seria isso, nunca fomos de se esmurrar eu e meus irmãos. Então, esses comportamentos não eram muito estranhos, agora a agressividade eu vi depois. Ele tinha rompantes de fúria, jogava coisas que eu tivesse ganhado de outros meninos ou que ele desconfiasse, ficava mexendo no meu celular e se algum menino da faculdade ou da célula tivesse mandado mensagem, mensagens como: "Que horas é a célula?", ele se transformava. Lembro que uma vez tive que tirar meu celular da mão dele à força e implorar pelo menos umas 20 vezes para ele ir embora da minha casa.

    Sabe, meu pai estava longe e não fazia ideia do que estava acontecendo, mas minha mãe havia se mudado ao lado da minha casa, ela havia comprado um contêiner; então passou a morar no terreno do lado do meu apartamento. Ela ouviu alguns surtos e brigas, então ela disse: "Ou você encerra isso ou eu vou ter que conversar com seu pai". Eu já havia encerrado diversas vezes, então ele mandava fotos bebendo e falava que ia se matar. Sim gente, ele era da igreja. Pensa eu vivendo uma fase ruim, triste, cansada e ainda com esse embuste. Então, um dia, ele veio à minha casa e disse que agora que tinha saído da igreja ele estava terminando comigo, pois ele iria ser pastor um dia. Portato, ele precisava de uma menina de Deus. Eu ouvi e disse: "Ok". No outro dia, disse para o meu pai que havíamos terminado e meu pai disse: "Por favor, não volta, sei que o ele está morando aí sem a família dele, mas ele não é sua responsabilidade". Eu não voltei e nem queria, mas ele queria voltar e disse que achou que aquele ultimato me faria voltar para a igreja, e continuou fazendo pressão, começando a espalhar mentiras. Então, meu pai entrou na história e nunca mais vi a cara dele, graças a Deus.

Por que estou te falando isso? Eu terminei com meu primeiro namorado porque valorizava mais uma oração bonita do que caráter, então fui atrás de alguém que queria ser pastor e que orava bonito, mas a falta de caráter colocou minha vida em risco. Mas eu escolhi sair disso tudo e só assim eu pude viver a melhor versão de vida que eu podia imaginar...

CAPÍTULO 14

É CULPA DA MICROSOFT

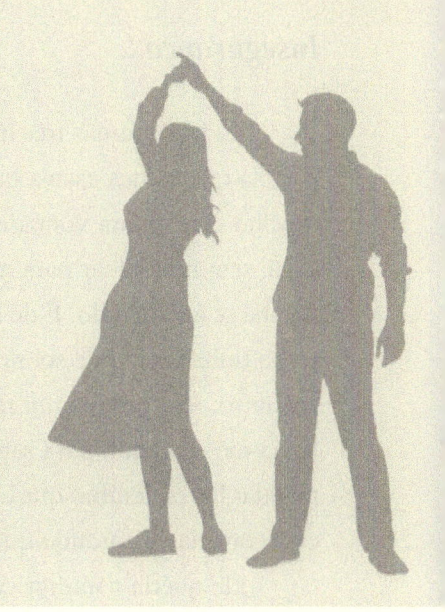

Diversas vezes iremos nos encontrar no fundo poço, mas se você olhar para cima, verá o céu, verá as estrelas e então encontrará motivos para sair dali. Eu juro que nunca tinha me sentido tão leve na minha vida, comecei a ter tempo para mim, e quando olhei no espelho um dia eu estava destruída; eu comecei a me cuidar, voltei a ler, a escrever músicas, gravava vídeos contando, tocando teclado, falando sobre Jesus: eu estava começando a me sentir viva de novo. Comecei a ficar internada pela primeira vez no dia do meu aniversário, e vimos que a doença estava avançando, e sabe o que fiz quando voltei para casa? Eu olhei para mim e disse: "Vou sair do poço, eu não vou mais desperdiçar a minha vida, eu preciso viver, deixar um legado. Eu amava fazer vídeos e fotos, mas não tinha um bom celular, então eu gravava tudo com a câmera, editava e postava.

Insegurança...

Eu fiquei umas três horas me arrumando: maquiagem, cabelo, roupa e parecia que nunca estava bom o suficiente; lembro que falei olhando para o espelho com muita vontade de chorar, e eu disse: "Não vou". Então, minha irmã, sem nem olhar para mim disse: "Vai sim, você está desde às 9 horas da manhã se arrumando. E de fato eu estava, pois estava de férias da faculdade e então tinha tempo de sobra e esse era também um dos motivos de eu ter um encontro; isso porque um menino que eu conhecia desde a época do colégio havia me chamado para sair. Ele foi o primeiro menino na minha vida a me mandar flores, lembro que eu tinha 14 anos e nem tinha coragem de voltar pra casa com elas, pensando que meus pais me matariam.

Ele queria namorar comigo, mas tinha que ser escondido, pois os pais dele jamais deixariam apesar de ser dois anos mais velho que eu. Ele era muito amigo do meu irmão, por isso nos aproximamos, então sete anos depois, ele na faculdade e eu também, ele morando em outro estado e eu na mesma cidade, nós iríamos nos encontrar. Mas eu estava com medo e principalmente insegura com a minha aparência. Lembro-me de querer muito que o encontro fosse à noite, mas ele só poderia de tarde naquele dia pois ele era adventista, então, com muito medo eu fui. Fomos a uma sorveteria e mal conseguia olhar para ele e não era por gostar dele, porque eu não gostava, era por não gostar de mim. Eu queria fugir, me esconder, sumir. Ao fim do encontro voltei para casa e o menino não mandou mais mensagem. Confirmando na minha mente naquele momento doente, ele me achou feia.

Em algum momento, ele me mandou mensagem falando que não rolaria porque ele morava longe, enfim. Algo do tipo, e que os pais deles não deixavam. Sabe, hoje vendo de fora, vejo o quão insegura eu era para sair com um menino de 23 anos que me levou para sair escondido dos pais. Disse que ia na farmácia e demorou duas horas. Se eu não me amasse, como alguém iria me amar? Então segui um tempo tentando aprender a me amar, comecei a fazer terapia online, eu estava de férias da faculdade, então o dinheiro que eu gastaria com transporte da faculdade investi nisso, e foi a melhor coisa da minha vida. Eu comecei a entender tantas coisas, uma delas é que eu não deveria estar tentando cuidar da minha irmã, essa era uma responsabilidade dos meus pais, eu era uma jovem tentando ser adulta enquanto meus pais estavam voltando a ser jovens. Então conversei com eles sobre isso, eu simplesmente desapeguei dessa responsabilidade. Faça terapia, não existe nada mais necessário que autoconhecimento!

O principal objetivo da terapia psicológica não é transportar o paciente para um impossível estado de felicidade, mas sim ajudá-lo a adquirir firmeza e paciência diante do sofrimento. A vida acontece num equilíbrio entre a alegria e a dor. Quem não se arrisca para além da realidade jamais encontrará a verdade.

Carl Gustav Jung

Nossa, era como se eu estivesse voltando a respirar; aprendi na terapia a parar de brincar da "brincadeira do contente", eu não preciso fingir que está tudo bem, se não está, eu lido com a situação, não a ignoro. Lidar com os problemas faz com que eles se resolvam e nos deixem, agora, escondê-los é um caminho para morte, pois eles vão crescendo até que eles nos devoram. Tudo bem ficar trise, tudo bem não me sentir bem, mas isso passa, eu preciso aprender a lidar com isso, para que passe e não os acumule. Sabe, eu saí da minha pior fase para a melhor, eu conversava sobre tudo com meus pais, todo domingo de manhã eu passava horas conversando com meu pai por vídeo chamada; ele me contava das namoradinhas, eu podia ser sincera com ele. E quase todas as noites eu ia dormir no contêiner da minha mãe para fazer companhia para ela; eu tinha medo de que algo acontecesse com ela, então eu e a Microsoft íamos para lá.

Sim, a Microsoft, a gatinha, quando voltamos de Curitiba eu a recuperei, e nunca mais deixei; dali em diante onde eu fosse ela iria, para sempre! Ela era minha companhia diária. Ela amava o container da minha mãe, minha mãe fez uma portinha para ela na porta do contêiner, então qualquer hora do dia que eu fosse visitar minha mãe, a Microsoft já estava lá. Eu e a Micro tínhamos vários vídeos de sucesso na internet, onde eu cantava e tocava e ela ficava me beijando e fazendo carinho durante a música, ela era apaixonada pela minha voz e ela que foi responsável por eu ter conhecido o Miguel.

Ele era filho de uma colega da faculdade, ele tinha 22 e eu 20 anos, já havíamos nos conhecido logo que eu entrei na faculdade, então ele começou a interagir com os vídeos da Microsoft, pois eles amavam gatos; tinham sete na casa dele. Então viramos amigos, sabe, e eu conheci alguém doce e cuidadoso. Minha mãe sempre falava que meninos que têm irmã, geralmente são mais carinhosos e ele era, ele vinha de uma família incrível e de repente comecei a me sentir bem em estar com eles.

Vamos fazer um parêntese aqui: eu era virgem até aqui e nenhum dos meus irmãos eram mais. Amigos, nem ninguém e eu era. Eu sei, você está rindo, mas não era por medo, por pecado, não! Era por insegurança; eu sempre fui muito branquinha e meu corpo coberto de hematomas por conta da doença, eu tinha o corpo de alguém que passou a vida em um hospital, com marcas e formas. Eu não tinha a cintura dos sonhos por conta da trombose eu não era a menina padrão de revista. E ainda tinha sido molestada, então ligava o sexo a algo ruim, doloroso.

Apesar de ter sido corte, no último relacionamento, o menino queria transar e via tentando, e eu tinha tanto medo, vergonha, sabe, era um sentimento tão forte de medo. E sabe, o Gabriel era um dos meninos mais lindos e bondosos que eu já havia conhecido, eu me sentia segura com ele, e principalmente, ele não estava ligando para isso, nós éramos amigos, ele tinha os contadinhos dele, então eu venci esse medo...

Realmente venci, nunca imaginei que alguém poderia transformar seu maior medo em algo onde você realmente sentisse amor. Sabe, Miguel é um nome inventado, mas a história é real e ele me fez lembrar e ver como uma mulher deveria ser tratada. Elogios nunca são demais, toda mulher é linda do seu jeito, ele era divertido, mas te ouvia falar sobre assuntos tristes com compaixão. O mais louco de tudo é que ele tinha TDAH, foi e vai por eu estar com alguém com esse transtorno é extremamente desafiador, mas talvez por ter crescido com dificuldades, ele aprendeu a amar e valorizar as pessoas, ele era realmente especial. Mas com isso, as coisas começaram a mudar entre nós, não tínhamos como ser apenas amigos e ele tinha saído de um relacionamento há pouco tempo, então era loucura eu esperar que ele entrasse em outra agora. Sabe o negócio de se amar? Eu me amei em primeiro lugar, então eu saí, saí por mim, eu não podia ficar esperando ser a hora certa para ele, e correr o risco de na hora certa eu não ser a pessoa certa. Amor próprio, né!

Mas tinha outro ponto, não havia contado sobre meu problema de saúde para ele, mas a mãe dele já havia ido me visitar algumas vezes no hospital, sempre doce e gentil, mas eu lembro de ver no rosto dela o medo do filho dela se apaixonar por alguém que ele poderia facilmente perder. Esse é um dos motivos que muitas mães não gostavam muito de mim.

Lembro que contei para os meus pais, minha mãe ficou toda tensa porque apesar de ter errado para caramba, ela ainda tinha um pensamento de condenação, mas essa é a história dela e acredite, ela sofreu muito até que entendeu que na medida que você julga, você também será julgado. Mas lembro que contei para o meu pai, eu sempre quis ter esse diálogo de confiança com meus pais e meu pai disse: "Filha, eu vou ser sincero. Não achei que você está errada de ter feito isso com alguém. Eu achei que você nunca ia ter uma vida normal, você está tendo!! Quando lá atrás a gente via você como criança doente, a gente numa imaginava que conseguiria levar uma vida de uma pessoa normal. Quando estava no hospital pequenininha, a gente não imaginava viver tudo isso. Então, eu fico muito feliz porque você está sendo uma mulher e vivendo como uma pessoa da sua idade. Vivendo fases que as pessoas vivem na sua idade".

Talvez você esteja pensando: "Bruuuuuuuu, minha nossa!". Mas chegamos a um ponto que posso te dizer: eu não mudaria nada da minha história, literalmente nada, foi tudo isso que eu vivi e me transformou na Bruna que sou hoje, e eu tenho certeza que quando eu ainda era criança e entrei pela primeira vez no hospital, não tinha noção que eu teria que enfrentar tanto para viver. Sempre eu tive que encontrar um motivo para ser feliz em meio ao caos. Nunca vou esquecer uma vez quando eu estava internada e minha médica, Dra. Dafne veio ao meu quarto, muito emocionada e disse que no quarto ao lado do meu tinha uma jovem da mesma idade que eu e que estava pesando 30 quilos; ela disse que não queria mais viver, então havia parado de comer e já havia tentado suicídio diversas vezes. O quarto dela no hospital tinha grades na janela e não podiam descuidar dela. Ela recusava-se a comer, a tomar os medicamentos. Então, minha médica disse que entrou no quarto dela cansada das crises e disse:

"Aqui do outro lado dessa parede tem uma jovem da sua idade chamada Bruna, que está desde os cinco anos lutando para viver; sabe, ela passou mais tempo no hospital do que com amigos, ela enfrentou monstros muito maiores que a própria doença, mas todas as vezes que ela entra aqui quase morrendo, fazemos de tudo para não perdê-la e principalmente, ela faz de tudo para não partir. Sabe eu não tenho ideia do que acontece na sua vida, mas aquela menina ali daria tudo para ter a chance de viver que você tem, de ir à escola, fazer uma faculdade, conhecer um garoto, se apaixonar, ela está lutando muito para isso, porque apesar de todo sofrimento que ela já passou, ela sabe que a vida vale a pena, você tem tudo para ser feliz, mas você quer? Ou quer passar o resto da sua vida odiando a tudo e todos? Agora a escolha é sua!"

Sabe, a vida é sobre isso escolhas, e eu escolhi ser feliz, eu quero que as pessoas sejam elas mesmas e felizes, tudo bem errar, eu também erro, eu escolhi amar, e escolhi viver todos os dias como se fossem o último, mas principalmente tudo isso me fez conhecer o amor da minha vida, que não veio em um cavalo branco, **mas sim em uma estrada branca...**

CAPÍTULO 15

COMO CONHECI MEU NAMORADO CHECK!

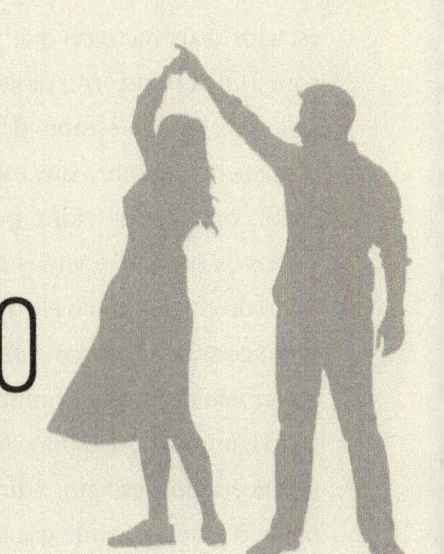

Psi Bru

Na faculdade ia tudo superbem, muitas pessoas me perguntam sobre a faculdade de Psicologia, e eu sempre digo:"Faça". Nunca me arrependi de ter escolhido esse curso. Lembro que tive uma coordenadora que dizia que a faculdade de Psicologia não é para qualquer um, se você entrar com o propósito errado, você vai sair, é muito difícil alguém que leva o curso até o fim para agradar os pais, porque é tortura. O poder da psicologia é lindo, mas passamos por situações muito tristes. Então as aulas, as experiências, as histórias, os casos e estágios vão afunilando os alunos, então nossa turma que era 40, vai formar nove alunos.

Ao longo da faculdade fiz diversos estágios. O primeiro foi o estágio escolar; eu amava, eu ia a uma creche e lembro que trabalhei sobre as emoções com a turminha. Junto com a junta de professores e coordenação, vimos que os alunos daquela turma tinham dificuldade em expressar e interpretar emoções, então fazíamos dinâmicas sobre emoções, passamos filmes, foi um dos estágios mais incríveis que já fiz. Aqui foi a primeira vez que vi uma criança com TOD (Transtorno desafiador de oposição) um menino da turma que estava trabalhando sempre deixava todos da creche preocupado com seu comportamento. Lembro que um dia, na hora do lanche, ele tacou o prato dele no chão; como era de vidro, por conta da lava louças, quebrou. Enquanto catávamos os cacos não vimos que ele pegou alguns cacos de vidro e colocou no prato do colega, então ele disse: "Duvido você comer". Quando ergui a cabeça junto com zeladoras, o colega estava colocando os cacos na boca. Por pouco o pior não acontece. Lembro de ter relatado o acontecido na orientação de estágio e minha professora me orientou o que eu deveria fazer. Meses depois de ter encerrado o estágio, a diretora me ligou feliz para contar e agradecer, pois o menino estava fazendo tratamento e estava bem melhor e que realmente havia sido diagnosticado com TOD.

Essa é uma das histórias de estágio, dá para escrever um livro só sobre a faculdade. Depois desse estágio, passei pela casa de acolhimento, posto de saúde, delegacia da mulher até chegar na Clínica.

Eu sou seu tipo

Mas esse capítulo é sobre outra coisa, e nessa fase eu já estava fazendo estágio no posto de saúde. Era setembro e eu costumo dizer que coisas boas acontecem em setembro, não sei explicar, mas gosto desse mês, as melhores coisas que já acontecerem na minha vida foram nesse mês. Lembro que eu abri uma caixinha de perguntas no Instagram, nem imaginava o que fosse acontecer depois de tão marcante em minha vida. Fui respondendo às perguntas das pessoas, sobre faculdade, fotos, estágio, mas a pergunta vencedora era sempre: "Você é solteira?". Eu sempre ignorava essas perguntas, mas alguém me perguntou: "Que tipo de cara te conquista?" e lembro que pensei em responder, assim eu iria eliminar uma boa parte dos que estavam ali só para incomodar, então respondi: **"Eu só me interesso por caras divertidos e inteligentes"**, e isso é uma coisa difícil de conseguir. A verdade é que eu não estava querendo ter ninguém, mas meus planos estavam prestes a mudar, pois o Marcos respondeu aquele stories do Instagram dizendo: "Sou os dois". Então fui ver que ele já havia interagido comigo e eu nunca tinha dado moral, entrei no perfil dele, estava escrito "Marcos Sempre Bom" e de cara pensei que ele era Coach, depois vi que tinha o @casadoiphonesinop, então pensei: "Ele deve trabalhar lá na Casa do Iphone", que era uma loja de celulares da cidade, mas eu nem sabia onde ficava.

Bem vindos ao romance dos tempos modernos. Talvez você esteja acostumado a ler histórias onde o casal trocava cartas ou se conheceram em um baile. Aqui foi por um aplicativo mesmo, mas não faça como eu, não subestime essa história, eu passei muito tempo pensando para viver um grande amor, eu precisava de coisas extraordinárias, **mas o segredo do amor não está no extraordinário e sim no inusitado**. São os pequenos e inesperados gestos e reforços diários que nos fazem amar.

Então foi ali em uma rede social que esta história de amor começou: eu o seguia no Instagram e ele também me seguia, mas não sei em que momento eu comecei a segui-lo. E eu me lembro de nunca ter visto o perfil dele. Não sei como foi acontecer. Mas eu confesso que pelas fotos dele, eu o achei lindo, um olhar marcante e encantador, cabelo e barba perfeitamente feitos, ele tinha um olhar de alguém muito determinado, então comecei a conversar com ele, que logo me contou ter uma coleção de Mac, da Apple, perguntei a idade dele. Ele tinha 35 e eu, 20. Na hora, achei que havia muita diferença de idade, mas a essa altura, eu já tinha passado meu número. Então fui dormir, e então não respondi, mais depois de 12 horas sem responder, ele mandou uma mensagem perguntando se estava tudo bem.

Naquele instante pensei: "Quinze anos de diferença de idade, isso é loucura, podemos ser amigos, mas só". E confesso que continuei conversando com ele para ver se poderia ser um potencial amigo, ele aparentemente tinha uma história de vida massa, e lembro de pensar que eu poderia apresentá-lo para algumas amigas. Mas é que de fato quando ele falou a idade, na hora pensei que não tinha muita lógica nós dois. Mas ele continuava conversando, passamos o final de semana conversando, ele havia morado sete anos nos Estados Unidos, trabalhado como lixeiro, caminhoneiro lá e então voltado para o Brasil, agora estava cursando Engenharia. Sabe, ele era alguém admirável, e a essa altura eu já havia descoberto que o nome dele era "Sempre Bom", esse realmente era o sobrenome dele. Eu estava gostando de conhecê-lo e sim poderíamos ser amigos.

Na segunda feira fui para o estágio, eu fazia com uma amiga chamada Alaine e havíamos feito um projeto de grupo terapia para pacientes com hanseníase; iríamos dar início ao projeto, mas descobrimos que o nosso projeto foi roubado por um outro pessoal da unidade, me deixando muito, muito decepcionada; então teríamos que criar um novo projeto. Fiquei superchateada por tudo ter ido água abaixo.

Desencontros / O Encontro

Enquanto eu voltava do estágio decidi ir caminhando para casa, pois eu tinha que pensar em algo novo para apresentar de projeto, mas do nada começou um vento muito forte e um tempo de chuva , eu ouvi uma vez que **sempre chove em um filme é porque as coisas estão mudando,** talvez também seja assim na vida real, pois eu nem imaginava que minha vida mudaria para sempre depois desse dia. Ao longo do dia, eu e o Marcos trocamos mensagens falando sobre coisas aleatórias, e curiosamente quando cheguei em casa depois do meu banho de chuva, vi que ele havia mandado uma foto da chuva e ele estava passando pela mesma rua que passei logo depois que eu passei . Essa não era primeira vez que isso acontecia. Quando ele voltou dos Estados Unidos, ele foi morara com os pais dele em uma casa que era uma quadra da casa onde eu morava. Mas curiosamente, no dia que ele chegou, eu me mudei de lá. E certa vez fui a um casamento, mas só fiquei para a cerimônia, pois eu tinha que pegar um voo para Curitiba, então assim que saí do casamento, ele chegou. Uma vida de desencontros, fico imaginado os anjos assentindo isso e pensado: "Nossa, foi por pouco, vamos tentar outra vez!". E se eu tivesse conhecido o Marcos antes será que eu não teria me sentido tão sozinha ou chorado à toa por meninos que não eram para mim? Eu me perguntei muitas vezes isso, mas sabe, eu não mudaria nada, as coisas acontecem no tempo certo e toda essa jornada que ambos vivemos separados, nos tornou quem somos. Mas eu te digo: para viver um grande amor é preciso arriscar e sair da sua zona de conforto, pois nada de incrível acontece na zona de conforto, pois ele só funciona no piloto automático.

Fui para a faculdade, bem chateada naquela noite, era a matéria de uma professora que eu gostava muito e não queria decepcioná-la, mas o estágio estava indo de mal a pior. E para melhorar o dia, minha carona tinha furado comigo, ela foi embora às pressas da faculdade, então agora teria que me virar, eu ia chamar um Uber, mas eram 22:30 da noite e nenhum aplicativo aceitava a corrida. Então, liguei para minha mãe e ela não atendia. O Marcos me mandou uma mensagem perguntando se eu estava na faculdade e eu disse que sim, então, ele que também estava, me ofereceu uma carona. Nós não estudávamos na mesma faculdade, mas a dele era do lado da minha, então aceitei. Não estou aqui te incentivando a aceitar carona de estranhos, pelo contrário. Conheço histórias terríveis sobre isso, mas eu aceitei, pois sabia onde ele trabalhava, sabia onde estudava, por mais que na hora tivesse dado medo, eu pensei: "Que mal pode acontecer, sei onde ele trabalha, onde ele estuda, e ele não parece ser uma pessoa ruim"; então aceitei. A verdade é que eu estava chateada por conta do projeto, e queria conversar com alguém.

Ele não veio em um cavalo branco, na verdade foi em "uma Estrada" branca usando uma blusa preta, um short verde e boné, ele era ainda mais bonito pessoalmente. Começamos a conversar e foi assim durante todo o caminho. Ele foi contando sobre faculdade e eu também, ficamos parados em frente à minha casa durante um tempo falando sobre o futuro. Então vou te contar sobre um sentimento que sinto até hoje: todas as noites quando estou deitada ao lado dele, eu não queria mais ficar longe dele, é como se eu tivesse encontrado um lugar seguro, de paz. Então, não sei se foi ele ou se foi eu, mas a gente se beijou, e nesse momento eu já tinha esquecido de tudo, dos problemas do estágio, da diferença de idade, eu só não queria que a noite acabasse, então perguntei: "Vamos assistir a um filme?" . E ele disse que não podia, pois tinha que pedalar muito cedo no dia seguinte, mas ele deu um sorriso e mudou de ideia imediatamente e fomos assistir O Espetacular Homem Aranha.

Maturidade

Então chegamos na casa dele, onde ele morava com os pais, uma casa simples de madeira, verde e roxo, lembro de ter falado: "Vocês vendem açaí aqui?". Ele riu, fomos para o quarto dele e ele tinha uma cachorrinha Yorkshire chamada Nina. Caras que gostam de criança, têm um animal de estimação e uma irmã, merecem pontos.

Todo rapaz que cresceu com uma irmã em casa tem mais facilidade em entender o mundo das mulheres. Meu irmão é especialista em comprar absorvente. Sabe como se comportam em meio à tpm, e sabe entender que mulheres são mais delicadas. Mas não, o Marcos não tinha uma irmã, apenas irmãos, mas o fato dele ter uma cachorrinha já era um ponto.

Começamos a assistir ao filme e claro que o clima esquentou, mas ele parou e disse: "Nós não precisamos fazer nada, podemos só fazer companhia um para o outro e assistir ao filme". Quando ele falou isso eu voltei a lembrar de que não teria como nós dois darmos certo. Mas eu realmente queria viver aquele momento, talvez eu não o visse nunca mais, e eu realmente pensei que seria isso que aconteceria, mas não sei explicar, foi o sentimento mais louco que já senti na vida e eu decidi vivê-lo, sem medo, sem julgamento. Autoconhecimento né, pela primeira vez eu estava aprendendo a pensar como Bruna, sem medo do que iriam pensar ou achar. E foi assim que entrei nesse relacionamento. Mas não se engane, eu tive medo de contar para os meus pais em todos os relacionamentos anteriores, eu acabava contando tudo para os meus pais. Tudo. Já com o Marcos eu ia escondendo porque eu tinha medo da questão da idade, mas eu teria que contar, pois continuamos saindo.

No outro dia, para a minha surpresa, ele mandou mensagem e a gente saiu, eu tinha acabado de sair da aula de anatomia, passamos no mercado para pegar comida e fomos para casa dele assistir a um filme outra vez.

Nos vimos todos os dias naquela semana, no outro dia fomos comer espetinho, na quarta ele me chamou para jantar comida japonesa e eu não queria ir, pois não tinha dinheiro, e meu pai sempre me ensinou: "Nunca aceite que paguem para você, pois eles podem querer reembolso". Errado meu pai não estava, então me neguei muito, mas o Marcos disse: "Bruna, você vai se maquiar, arrumar o cabelo, usar uma roupa bonita, eu vou ter que colocar uma calça e uma blusa. O mínimo que um homem deve fazer é pagar um jantar à altura". Então nós fomos, juro, que vergonha; eu nem sabia comer comida japonesa. Aqui eu já havia contado para minha mãe, continuamos saindo, na quinta assistimos filme comendo salgadinho, ele era todo saudável, mas abria umas exceções para mim; na sexta de manhã contei para meu pai, então à noite fomos a um churrasco na casa de um amigo dele, mas aqui as coisas começaram a mudar.

Essa estava sendo a semana mais intensa da minha vida, e estava cheia de muito romance. Ele sempre abria a porta do carro, com muito sexo na cama e no carro, e confesso com o Marcos eu estava vivendo algo que nunca tinha vivido na minha vida. Ele fazia eu me sentir segura e eu podia ser eu mesma, mas ao mesmo tempo era arriscado e sempre era diferente. Eu não vou escrever muito sobre isso para o livro não ficar quente demais, mas quem sabe um dia eu escreva um romance bem ao estilo do Nicolas Spark -eu amaria, mas a verdade é que cada noite era única. Só agora iremos voltar para o mundo real.

Ainda não havíamos conversado sobre a minha doença, tinha uma foto minha no Instagram no hospital segurando um cartaz onde estava escrito "Enquanto houver 1% de chance lute até o fim". No entanto, ele não sabia o que tinha acontecido. Então ele perguntou: "O que que você tem?". Então lembro que fiz uma piadinha e desconversei desse assunto porque do mesmo modo que eu tinha esse segredo, ele também tinha um. Para mim, ele trabalhava na Casa do iPhone, mas isso não era bem verdade...

Ali naquele churrasco descobri que ele não trabalhava na casa do iphone, ele era dono da loja, apesar de eu ter ido na casa dos pais dele em uma casa simples de madeira, e ter conhecido ele como uma pessoa simples, essa não era a vida dele. Ele havia viajado para China recentemente, usava roupas de marca, gastou 30 mil reais só em uma bicicleta; essa não era a minha realidade e principalmente não era meu mundo, os assuntos das pessoas. Lembro que voltei para casa no final do churrasco. Então, no outro dia enviei uma mensagem dizendo que não teria como dar certo. Vivíamos em mundos diferentes, eu estava começando a vida e ele já estava bem na frente. Então ele perguntou se poderia ir na minha casa, ele foi lá no período da tarde, sentamos na sala, e ele me disse: "Se você não quiser, eu respeito, mas eu estou gostando de você pelo que você é não pelo que você tem".

O que eu tenho? Tadinho, nem sabia onde estava se metendo, então fui sincera com ele: "Marcos eu tenho uma doença crônica, não sei quanto tempo de vida eu tenho, então eu estou vivendo o tempo que eu tenho da melhor forma possível. Mas não sou pessoa certa para você, não posso ter filhos, você não tem nenhum filho ainda. Não consigo ter empregos fixos, faço tratamento, estou na fila de um transplante, se eu terminar a minha faculdade, ótimo. **Minha vida é assim, eu vivo um dia de cada vez. Essas são as minhas prioridades, e principalmente, sobreviver até amanhã**. Nossas realidades são bem diferentes, não tem como dar certo".

Então, a resposta que recebi foi bem essa: **"Bruna eu vou ficar do seu lado. Eu vou te ajudar e eu não sei como vai ser, só sei de uma coisa: vou estar do seu lado"**. A teoria realmente não dá medo, o que dá medo é a prática. Mas ele escolheu ficar. Era aniversário da minha mãe e perguntei se ele queria ir jantar conosco, ele foi, conheceu minha mãe, minha irmã. No domingo fomos passear com a cachorrinha dele, a Nina, e antes de entrarmos no carro para o passeio, ela teve um infarto e faleceu. Então a semana foi mais triste, e corrida, mesmo assim estávamos sempre que possível nos vendo e nos curtindo.

No sábado, o Marcos me convidou para um aniversário, fui à loja de uma amiga, a Nilva, contei já sobre ela aqui no livro, e lembro que quando eu escolhia a roupa, a Nilva conversou comigo sobre a idade, a ela sempre foi como uma mãe para mim, tinha ficado diversas vezes comigo no hospital, não sei se minha mãe havia pedido para ela, mas a Nilva era casada com um homem bem mais velho que ela, e eles construíram uma família juntos; ninguém, nem toda essa diferença, eu não havia notado até ela falar. A idade já não estava mais sendo um empecilho, confesso que no começo eu tinha vergonha de falar para as pessoas com medo de que achassem que eu era uma aproveitadora, mas com a minha família foi mais tranquilo, aos poucos fui contando e todos sempre falavam: "Bru, você é muito madura e já viveu muita coisa, a idade é o que menos importa, você tem que estar feliz". Então nessa noite de sábado, antes de irmos ao aniversário, o Marcos me pediu em namoro, em menos de duas semanas que havíamos nos conhecido: era dia 5 de outubro, e ele disse: *"Bruna, eu quero te conhecer dentro de um relacionamento. Se não der certo, tudo bem, a gente termina. Mas eu quero ter esse compromisso com você. A gente vai tentar fazer dar certo se tem uma coisa que tenho aprendido com você é a não esperar para ser feliz, mas sim ser feliz hoje, e eu quero você na minha vida"*

Pouco tempo depois ele me contou que um tempo antes, um amigo dele disse a ele: "Marcos, você precisa achar uma mulher para casar. E uma mulher para casar tem que ser alguém que você admira, alguém incrível. Não porque ela é bonita, ou está com a dieta em dia, tem que ser alguém de caráter, uma mulher parceira, divertida e bondosa".

Daquele dia em diante, ele tinha começado a procurar alguém assim, não queria mais uma menina linda e maravilhosa, e o amigo ainda tinha dito a ele que corpo bonito, rosto bonito, cabelo bonito, com dinheiro, você vai lá e faz. Você vai ao salão de beleza e investe na pessoa. **Agora, caráter você não compra.** Precisa encontrar uma pessoa com o que ela tem dentro de si, e não o que ela tem por fora. E o Marcos disse que queria achar uma pessoa assim. Quando me conheceu, revelou que foi isso que viu em mim.

A doença não é só um cartaz!

Nosso namoro ia muito bem, ele viajou para São Paulo para um treinamento e para fazer uma tatuagem e adivinhe: no meio da tatuagem ele fez o sinal de 1%, lembro que eu falei: "Marcos, cuidado com essas provas de amor" e ele disse que não era uma prova de amor, era uma lição que ele levaria para vida toda, sobre nunca desistir. Então veio o aniversário dele, passei o dia todo enviando presentes para ele lá na loja. Veio o meu aniversário, ele me levou para tomar café da manhã de hotel, e eu amava. Acampamos em frente à uma loja para conhecer um cara que ele admirava. Com ele fui à minha primeira festa; vi o dia amanhecer, vi o sol se pôr, eu estava literalmente vivendo. Nossa vida era assim: falou que era diversão estávamos dentro.

Mas eu ainda estava doente...

Minha mãe alugou uma casa e minha irmã foi morar com ela, então eu passei a morar sozinha. Estava indo tudo tranquilo até que um dia eu tive uma convulsão descendo as escadas do apartamento onde eu morava e caí da escada. Eu tinha um cachorro bem grande, o Maguila, ele tinha tido um AVC no início do ano, então levantar era muito difícil para ele, mas lembro de ter acordado com muita dor e ouvindo bem longe os latidos do Maguila: ele estava dentro de casa latindo assustado, eu via sangue, mas não sabia de onde vinha, não sei quanto tempo demorou até eu conseguir me levantar e alcançar meu celular para ligar para minha mãe, eu só conseguia pensar se meu baço tinha rompido - eu liguei para minha mãe e chorando muito disse: "Mãe, caí da escada". Então, quando vi já estava no hospital, eu estava muito assustada e sempre depois de uma convulsão você fica meio perdido e cansado. Foi a primeira vez que o Marcos me viu numa situação assim, nunca antes imaginado. Ele não sabia onde estava entrando. Na verdade, ele estava acostumado com aquelas meninas bonitas de balada, menina descolada. Parece nobre ficar com alguém doente, mas não é nada mágico ou bonito, acredite.

Graças à Deus foi um susto, o baço estava bem, mas eu fiquei toda machucada, lembro que quando a mãe do Marcos me viu, ela encheu os olhos de lágrima e disse: "Vou pegar uma pomadinha". Eram hematomas enormes por toda parte, as pessoas perguntavam se eu tinha sofrido um acidente de moto. Mas não, tinha sido apenas uma convulsão, elas tinham voltado...

Isso era em dezembro, as férias estavam chegando e eu estava morrendo de saudades do meu pai...

CAPÍTULO 16

BEM-VINDO À GUERRA

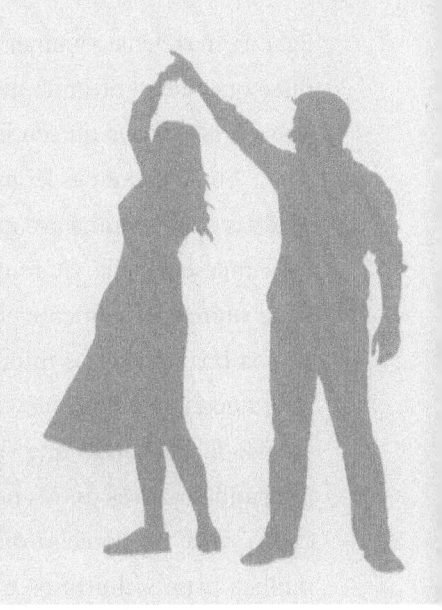

Certo dia ele disse que tinha ganho um sorteio de um salão e que eu podia ir fazer o que eu quisesse no salão, mas dias depois descobri que era conversa dele, ele tinha pago, e não me disse pois se não, eu não iria. Uau né, mas não se engane, o Marcos nunca foi um cara de dar presentes, flores e chocolates, e demostrar amor não era uma habilidade que ele tinha. Mas só fui entender isso quando conheci a família dele, eles eram pessoas incríveis, mas com dificuldade em demonstrar afeto. A essa altura eu já tinha conhecido os irmãos dele, os pais, cunhadas, sobrinha e até alguns tios e primos dele. Também conheci vários amigos e talvez você esteja se perguntando: "Como te tratavam Bruna? Afinal, vocês tinham uma diferença de idade de 15 anos". Eu sempre fui tratada normalmente, em todo esse tempo, um casal de amigos dele que olhou e expressou julgamento, mas eles nem vão aparecer aqui no livro, quem sabe em um livro dois eu conte essa história. Mas todas as pessoas que conheci nesse período eram amáveis, e me tratavam superbem. No começo, alguns amigos meus brincavam que eu estava com ele só porque queria um iPhone. Eu ficava um pouco chateada, mas depois de um tempo deixei de ligar. E, mas de fato ganhei um iPhone no natal, eu não queria aceitar, mas ele disse que vi eu gravando meus vídeos e queria que fosse mais fácil para mim, pois ele acreditava que eu levo jeito para isso.

Então vieram as férias e ele queria conhecer meu pai. Meu pai ria passar as férias com a minha avó em Vilhena, Rondônia, então fomos para lá e passamos uma semana lá. Eu nunca tinha apresentado um namorado à minha família, e supreendentemente ele se deu bem com todo mundo. O Marcos é uma pessoa boa, mas ele é muito sincero e eu tinha medo de ele magoar alguém com sinceridade dele, na verdade eu vivo com esse medo, pois ele é bondoso, ele não fala achando que vai ferir, mas nunca se sabe o que é uma ferida ou um gatilho para as outras pessoas, então eu sempre pontuava, "Amor, vai com calma, você não precisa opinar sobre tudo". Mas ele me surpreendeu, fazia molhos para o churrasco e ajudava meu tio, virou amigo da minha avó, do meu avô e conheceu meu pai.

Minha mãe estava feliz, havia se transformado, está empoderada, cada hora estava em um relacionamento diferente, mas não se deixava apegar, lutava por seus sonhos, estava montado uma empresa, tinha deixado o cabelo crescer, estava sempre muito bem arrumada e estava fazendo terapia. Parecia que ela tinha finalmente se encontrado e estava sendo quem ela queria. Mas meu pai era outra pessoa, o Marcos já tinha ouvido falar do meu pai muitas vezes, em Sinop muitas pessoas gostavam dele. Mas talvez a imagem que ele criou era de um cara feliz, divertido, disposto e sempre bem-humorado. Esse era meu pai antes do divórcio, agora meu pai andava com uma nuvem negra sobre ele. O mais louco é que muitas pessoas diziam que ele estava muito melhor. Ele estava mais livre, mas não mais feliz, ele estava tão perdido que chegava me dar um aperto no coração. O que vou falar agora é triste, mas depois da separação dos meus pais nunca mais consegui olhar para o meu pai e ver alguém que de fato estava bem.

De fato, a separação libertou os dois de uma prisão, eles viviam um relacionamento que estava pedindo socorro; hoje minha mãe faz tratamento, e toda a manipulação, as mentiras, traições têm uma explicação psicológica.

Então a responsabilizo por seus atos, mas não condeno, ela é muito melhor hoje, muito mais fácil de lidar. Mas eu sei que meu pai vive uma tortura no relacionamento deles, pois existia muita manipulação. Em contrapartida, minha mãe era infeliz. Meu pai se libertou da manipulação e minha mãe pode ser feliz. Mas meu pai nasceu, não estava feliz. Só que ele não assumia e não aceitava ajuda.

Então aproveitamos muito os dias ali, essa seria a última vez que eu veria meu avô, poucos meses depois ele faleceu. Apesar de distante, ele havia sido meu único avô, e só tinha boas lembranças dele, ele já não nos reconhecia mais, mas quando fui me despedir, disse: "Tchau Vô, eu te amo, tá!". Ele encheu os lindos olhos azuis dele de lágrimas e pela primeira vez nessas férias ele me chamou pelo nome: "Eu também te amo, Bruna". Sou grata ao Marcos por termos ido para lá vivido esse momento. Seguimos viagem, ali ficamos até a virada do ano, então fomos para um incrível resort. Foi demais viajar com o Marcos, ele fazendo dancinhas conforme a música, ou enjoado da minha playlist, foram dias inesquecíveis, sem se preocupar com nada! O único inconveniente é que eu sangrei todos os dias de nossa viagem, simplesmente, todos os dias. Então, vivi como se estivesse tudo bem, mas no fundo, eu não estava. Eu me distraía começando minha carreira como blogueira, mostrava nossa viagem no meu Instagram, fiz tour pelo nosso quarto no resort, eu estava gostando disso. Eu tinha apenas 3 mil seguidores, mas já me divertia fazendo isso.

Então, voltamos para casa, e fechei minha primeira parceria com uma loja Melissa da minha cidade; parecia um sonho. Eu pensava assim: "Não quero ficar só postando coisas aleatórias", então comecei a ensinar as pessoas a editarem fotos e vídeos, pois era a pergunta que mais recebia. Logo em seguida fechei uma parceria com um salão. O mais loco é que esse salão Studio Mari de Sá fez parte da minha vida literalmente, era o salão onde a minha mãe ia, e então eu cresci indo ali. Quando recebi o convite deles, fiquei muito feliz. E devo muito à Mari, dona do salão e à Amanda, filha dela que hoje é minha amiga. Pois foi ali que aprendi a me olhar no espelho com confiança de novo. Sabe, parece loucura né, mas alguém escolher cuidar da sua aparência e te usar como rosto como marca da empresa parecia algo impossível para mim. Eu nunca tinha me achado bonita, eu me achava uma menina com uma história, mas não bonita. E a Mari viu em mim algo que nem eu via.

Eu continuava morando sozinha, minha mãe estava distante pois estava com novo namorado. Então, um dia o Marcos me ligou e disse: "Amor, comprei uma cachorrinha a nova, Nina, mas ainda não falei com a minha mãe, posso deixá-la aí essa noite?". Então ele me enviou uma foto, ela era a coisa mais linda do universo, muito pequena tinha menos de 40 dias, era uma Yorkshire e já era a dona do meu coração- ela passou final de semana lá em casa. Então, na segunda feira eu fui internada.

Lembra que eu disse que tinha passado as férias sangrando? Pois bem, eu continuava. O resultado disso tudo é que fui direto para a UTI. Me transfundiam a todo instante, mas eu só piorava, apesar de ter 21 anos o Conselho Tutelar exigia alguém da família como pai ou mãe ali no hospital, pois minha situação era muito grave. Lembro do Marcos me olhando, chorando e dizendo: "Amor, não sei o que vou fazer". Os médicos pediram para que ele chamasse todo mundo da família. Segundo os médicos, era muito provável que eu não conseguiria mais sair dali. Isso tudo foi em março de 2020.

A UTI é um dos lugares mais tristes e assustadores que existem, o mais mostro que existe dentro de mim é o da solidão, eu gosto de ter meus momentos sozinha, assistindo a um filme, lendo um livro, escrevendo, gosto da solitude, mas se sentir solitário é diferente, e precisar de ajuda e não encontrar, e sentir que tudo depende apenas de você, esse é um sentimento horrível e ao longo da minha história tive que lidar muitas vezes com ele, e a verdade é que monstros assustam, mas só você tem o poder de deixar eles te destruírem ou não. Então, meu pai ligou para minha mãe e ela veio; quando ela vem ela resolve, minha mãe chamou o Dr. Mauro, meu médico, que já me conhecendo muito bem, chegou e ordenou sem piscar, lá no hospital: "Tirem tudo isso dela e tira ela daí porque vamos levá-la para casa".

Parece loucura né, mas meu médico explicou aos médicos da UTI, que eu era um caso diferenciado sim, meus exames eram muito ruins parecia que eu estava morrendo, mas era assim que eu vivia: com 20 mil de plaquetas e 600 de leucócitos. Eu estava vivendo uma vida normal. Meus exames eram os piores da UTI, mas eu não poderia ficar ali, se não eu realmente ia morrer. Minha vida era fugir da morte, e faço meu corpo pensar que estava tudo bem, e então ele age como se estivesse.

Quero fazer aqui um agradecimento a todos os médicos que já passaram na minha vida, vocês são como meu pit stop, uma parada obrigatória para que eu continuasse, mas ser médico vai além de anos de estudo e um diploma, é saber enxergar cada história. Doutor Mauro, você não tem ideia do quanto você já salvou minha vida, obrigada por existir, pois você me ajudou a viver. Os médicos não queriam me liberar, mas acabaram aceitando, se eu parasse de sangrar, eu não parei, mas saí, pois eles iriam receber o primeiro caso de uma tal pandemia que estava chegando no Brasil, uma doença que chamavam de Covid-19 e era muito arriscado eu ficar ali...

Voltei para casa depois de semanas no hospital, e o Maguila, meu cachorro, havia falecido. Eu o havia adotado em um abrigo de animais da nossa cidade e ele era enorme, havia sido retirado de uma chácara onde colocam os cachorros para brigar como entretenimento. Ele tinha muitas marcas pelo corpo e todos acreditavam que ele era muito agressivo, ninguém arriscava sabe, por conta dos seus 65 quilos de belezura. Mas eu arrisquei, o levei para casa, nossa casa tinha sido assaltada e desde então eu não conseguia mais dormir, o Maguila só tinha a cara de bravo, mas era o cachorro mais doce que já conheci. Então depois de ter vivido 14 anos, seis desses comigo, ele se foi. Mas quando cheguei em casa, fui superbem recebida pela Microsoft, minha gatinha e sabe quem também estava lá? A Nina, ela nunca foi embora, na verdade, ela trouxe o pai dela para morar com a gente...

Lockdown

Quando saí, eu e Marcos tivemos uma conversa, meus pais e eles concordavam que não era bom que eu ficasse morando sozinha, então começamos a olhar alguns apartamentos para morarmos juntos, mas eu sempre falava: "Não, prefiro o meu", e acabamos ficando por ali. A essa altura essa nova gripe que se espalhava pelo mundo estava mais séria e as pessoas começavam a ficar obrigatoriamente isoladas em casa, então decidimos não fazer mudanças, eu gravava meus vídeos, os bichinhos já eram adaptados com a casa, e foi assim que começamos a morar juntos.

Mas calma, eu sei que parece loucura e nunca me imaginei em poucos meses de namoro indo morar junto com a pessoa, não te aconselho a fazer loucuras e sim fazer o que traz paz. Já viu aquelas pessoas que namoram cinco anos e terminam? Aí tem os que namoram um mês e casam de repente, têm filhos. Cada pessoa tem um tempo, e quando encontramos alguém com mesmo propósito, as mesmas metas, princípios, aí queremos dividir a vida com ela ou com ele, quando o casal luta juntos não pesa para um lado só, porque se pesar para um lado só pode aguentar bastante, mas uma hora racha. Era isso que eu sentia, eu não queria mais procurar, eu havia encontrado alguém que queria ir para o mesmo lugar que eu, então porque não irmos juntos? Eu não estava cega de amor, pelo contrário, amor é uma escolha e eu não estava apaixonada.

Amor é uma escolha

Eu me apaixonei pelo Marcos, mas isso foi com a convivência, quanto mais eu o conhecia, mas eu admirava e assim fui me apaixonando, e a paixão é um sentimento, aquele sentimento gostoso, que você sente frio na barriga, saudade... mas a paixão é perigosa, porque tem dias que estamos apaixonados e dias que não estamos tão apaixonados. Mas o amor não é um sentimento, e sim uma decisão, nós não podemos amar porque a pessoa está ou não merecendo, nós simplesmente amamos. Jesus nos amou quando não merecíamos. Eu sei, é difícil, pois gostamos de ser guiados por emoções e não por decisões. Mas suas emoções são traiçoeiras e podem te fazer desistir de algo só porque ele não te deu flor. Quando falo sobre isso lembre-se sempre de se amar, não aceite que ninguém te ame menos do que você merece, e se você ainda não sabe se amar, aprenda, senão, você sempre aceitará migalhas. Mas se as pessoas entendessem que o amor é uma escolha diária, os casamentos seriam mais duradouros.

A aparência é importante, claro, mas ela é passageira, quem se ama se cuida, mas mesmo se cuidando, as marcas da idade virão, é inevitável. Sexo é bom, e quando você está com alguém parecido com você, que sabe te satisfazer, alguém que gosta de inovar, nossa, é incrível. Mas sexo não salva casamento, temos dias tristes, onde tudo que queremos é um abraço e um companheiro, uma companheira, alguém que saiba ouvir e respeitar.

Então, escolha a amar alguém pelo caráter porque isso quando envelhece, melhora, e no dia mal nos faz ver o porquê o amamos. Escolha alguém bondoso, que ame o próximo, que respeite as pessoas, humilde, determinado e que busque sempre melhorar. Eu nunca procurei alguém que nunca errasse, mas sim alguém que entendesse que erra e que aprendesse com seus erros.

A essa altura eu já tinha 10 mil seguros e diversos parceiros e continuei produzindo conteúdo durante a pandemia. Eu poderia dizer que ficar só em casa era difícil, mas para mim não era, eu via as pessoas sofrendo, o Marcos sofrendo. Então eu fui entender que o mundo estava vivendo o que vivi a minha vida toda... vamos lá.

As pessoas não podiam sair de casa para não serem contaminadas, eu passei minha vida evitando aglomerações porque minha imunidade é muito baixa. Quando saíam, tinham que usar máscara e álcool em gel, só quem me viu quando era criança sabe que eu era a única criança no rolê que usava máscara nos aviões. E eu chorava porque as pessoas ficavam com medo de chegar perto de mim. Mas agora onde você ia, mercados, empresas, todos estavam usando máscaras, essa passou a ser uma exigência para sair de casa. E o pior, o vírus era uma gripe que tinha como principal sintoma, dor no corpo, falta de ar e perda do olfato e do paladar. Chega a ser assustador né, mas gente, eu não sinto cheiro, nunca senti, perdi boa parte do meu paladar e sempre usei bombinha de asma por conta de problemas respiratórios e alergias.

Conveniências à parte, era algo sério, muitas pessoas estavam morrendo, o mundo está um caos, assustado, empresas e escolas fechadas, tudo funcionando de forma online, eu nunca imaginei ver o mundo assim. Eu estava longe dos meus pais, pois agora minha mãe havia mudado de cidade, e eu estava em uma nova fase, morar com alguém já é desafiador, imagina em um lockdown.

CAPÍTULO 17

MARCOS

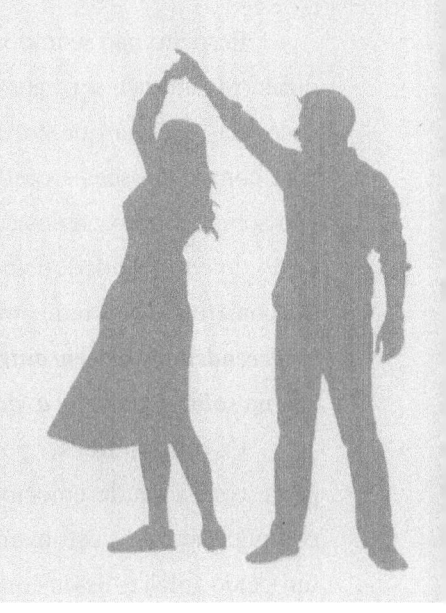

O cara com o olhar mais incrível que eu conheço, amo quando ele faz cara de envergonhado com algo que eu falei. Mas não se iluda, ele não e tímido, ele é uma das pessoas mais bravas e sérias que eu já conheci, metódico a ponto de fazer uma reunião quando nós fomos morar juntos e dizer assim: " Relacionamento é como um negócio, uma sociedade, você tem que saber como vai começar e como terminaria, caso isso venha ocorrer". Lembro que a Bruna, princesa que habitava em mim, chorou nesse momento. Mas eu disse apenas "ok"; planejamos nossas metas e até filhos. Talvez você tenha pensado que tinha sido um relacionamento só com momentos mágicos, mas não foi no começo. O Marcos era bondoso, mas muito correto, ele era organizado, protetor. Mas a vida tinha ensinado ele a ser muito duro e prevenido, lembro que ele disse: "Vou estar com você, mas você não pode desistir de lutar pela sua vida". Talvez você que esteja lendo essas palavras agora fique assustado, como eu fiquei na época. Mas o Marcos que deveria ter medo de onde estava entrando...uuui parecia assustador agora. Mas a verdade é que a vida dele mudaria para sempre, da mesma forma que minha vida mudou.

Respeito não se impõe, se conquista, e pouco tempo depois o Marcos já dizia: "Me ajuda a ser mais gentil com as pessoas, eu quero saber falar como você fala"; ele via que eu tinha um jeito diferente, eu cuidava na forma de falar com as pessoas e costumam dizer que eu bato com flores, sou brava e falo sobre assuntos sérios sem que as pessoas. Em contrapartida, ele era um gênio do empreendedorismo, a forma como ele administrava a empresa dele e a construtora, eu também tinha muito a aprender com ele. *Mas escola de empreendedorismo encontramos em muitos lugares, agora alguém que te ensina sobre valorizar a vida não é sempre.*

Os dinamarqueses por exemplo preferem filhos felizes com muitos amigos e com a saúde emocional em dia do que gênios da matemática ou da computação. Eles costumam dizer que preferem um filho comum feliz do que um gênio infeliz. Essas coisas o Marcos, passou a encher como eu enxergo, que apesar de toda dor física que enfrentei na minha vida, a pior sempre foi a emocional. Aprender a me amar, a amar o mundo e as pessoas. E viver cada dia como se fosse único. Esse era o caminho do sucesso.

Me recordo do dia que estávamos decidindo algumas coisas, então repeti a frase dele para ele: "Precisamos ver como isso vai terminar, afinal isso é um negócio"; então ele já me corrigiu dizendo: "Não amor, isso é um relacionamento, estaremos juntos, enquanto estivermos fazendo o bem um para o outro"

Não é sobre achar alguém perfeito, eu não sou perfeita, você não é. Mas é sobre encontrar alguém humano que reconhece seus erros que quer ser cada dia melhor. Entender que vocês recebem criações diferentes é muito importante em um relacionamento; que queria palavras carinhosas ou que ele dissesse mil vezes no dia que me amava, mas ele não foi criado assim, ele simplesmente não ouvia que era amado, ou que era capaz. Então ele replicava o comportamento, ele não costumava acreditar nas pessoas, pois ninguém acreditava nele. Eu, diferente dele, cresci com muito amor e muito apoio, tudo bem se eu desistisse, eu tinha tentado. Eu era boa em lutar pela vida, e foi com o Marcos com quem eu aprendi a não desistir dos meus sonhos.

Ele tinha 20 anos quando foi para os Estados Unidos, sem saber falar inglês, sem dinheiro, mas no Brasil ele também não tinha nada. Lá ele trabalhou anos como lixeiro, como jardineiro, como garçom e como caminhoneiro. Para ganhar dinheiro? Não, para estudar! Para ter experiências, ele se tornou fluente no inglês, concluiu uma faculdade de Comunicação e Entretenimento e voltou para o Brasil, sem dinheiro, mas sabendo que com muito trabalho e dedicação tudo é possível. Como ele sempre fala: "Comece pequeno, mas sonhe grande".

E ele começou sem dinheiro, ele começou a loja dele, que hoje é umas mais conhecidas do estado do Mato Grosso, ele entrou para o curso de Engenharia Civil e se formou. Ele não era do tipo de pessoa que desistia facilmente de algo. E ele começou a enfrentar o mundo comigo, ele acreditava nos meus sonhos e projetos mesmo quando parecia louco. Enfrentava cirurgias no esôfago duas, três vezes no ano, sempre do meu lado. Ele tinha tudo para ter uma vida tranquila, mas ele escolheu enfrentar minha guerra comigo. Só por isso eu já sabia que ele era alguém muito especial.

Um dia marquei uma consulta, ele se ofereceu para ir junto, mas eu disse que não precisava, pois quando eu saí da sala do Dr. Mauro, ele entrou, disse que tinha marcado o próximo horário para conversar sobre mim. Então, dali em diante ele passou a participar de cada consulta, de cada exame, ele sempre que participar, quer entender.

Eu vivia momentos incríveis com Marcos, com ele aprendi a me aceitar a me amar, ele sempre foi muito carinhoso. Ele cuidava de mim, me aceitava, cada roxo, cada marca no meu corpo, ele dizia que elas faziam parte da minha história. Eu não tinha medo, ou vergonha de estar com ele. Mas sempre que eu ficava doente ele passava muito tempo sem encostar em mim, com medo de me machucar. O que vivíamos quando estávamos só nós dois era mágico, mas eu sei que muitas vezes o Marcos também sentiu medo de me fazer mal. Histórias de amor não são feitas apenas de momentos felizes, mas a nossa foi feita com mais momentos felizes do que tristes, pois nós priorizávamos isso, sempre tentávamos cuidar um do outro e amar. Quarentena, nos assistíamos filmes, nos divertíamos na cozinha criando nossas receitas, reformamos a casa, brincávamos com os bichinhos de estimação, até fomos acampar, foi a primeira vez que a Nina viu galinhas, fizemos vídeos e fotos lindas. E cada vez mais eu tinha um motivo para lutar pela minha vida.

Ele era uma pessoa bondosa que não recebeu muito afeto, e que muito cedo entendeu que ele tinha que lutar muito pelos sonhos dele, aprendeu que precisamos das pessoas, então não devemos prejudicá-las ou humilhá-las. E aprendeu a acreditar em um mundo melhor.

Lembro bem no início do nosso namoro, fomos ao Bobs para ele se desculpar com um rapaz que trabalhava lá e que tinha dito para um amigo que havia sido tratado mal na loja do Marcos, por um funcionário; então ele foi se desculpar, passou o número pessoal dele e disse que sempre que ele precisasse de algo era só chamar ele, que ele estaria à disposição.

Precisava? Não, o Marcos não consegue controlar como os funcionários atendem, apesar de todo treinamento. Mas lembro que ele me disse: "Não é normal uma pessoa ir à minha loja e não ser bem atendido, eu não vim aqui porque ele é homossexual, eu vim aqui porque ele é ser humano, e como todo ser humano ele merece respeito". O Marcos era sem dúvida uma das pessoas mais extraordinárias que eu já havia conhecido. Nós acreditávamos nas mesmas coisas e tínhamos os mesmos princípios.

Lembro que eu tinha medo dele não acreditar em Deus, mas logo no início, conversávamos sobre isso e o Marcos não conhecia Deus, ele nem sabia quem era Davi; eu ri muito quando ele disse: "Quem é Davi?", mas nesses dias de isolamento social começamos a ler a bíblia juntos e cada vez mais ele se apaixonava por Jesus, em meio a essa pandemia, e ele viveu momentos onde ele precisou muito de um conforto que só Deus pode dar: perdeu pessoas, passou situações assustadoras. E sabe, cada vez mais eu me apaixonava por ele. Existe algo lindo sobre a forma como o Marcos se relaciona com Deus, ele falava com Deus em qualquer lugar a qualquer hora, ele ama orar e me acorda para isso. Era tão fofo, no início ele pedia para eu orar primeiro, quando eu terminava de orar, ele orava. Ele não acha que Deus não quer ouvi-lo, e principalmente ele é grato a Deus! Ele não se aproximou para fazer a empresa dele crescer ou para ser líder de algo em uma igreja, ou para agradar alguém, pois eu sempre agi como se isso fosse indiferente, eu falei sobre Jesus porque ele queria conhecer. Ele se aproximou de Deus para ser uma pessoa mais feliz, mais leve, ser alguém melhor!

O Marcos sempre me incentiva a falar sobre meu estilo de vida na rede social e a forma como eu via o mundo. Apesar de fazer Psicologia eu não fazia nenhum tipo de conteúdo assim, eu pensava que iria me formar e não conseguiria ser psicóloga, pois meu conteúdo na internet era muito diferente da minha faculdade, mas com os incentivos do Marco, isso começou a despertar algo em mim...

Fazer meu dia valer a pena...

Não estamos saindo por conta da pandemia, mas logo no início acabamos pegando o Covid, foi assustador, mas ficamos bem, nos cuidamos em casa mesmo, com orientações médicas, pois os hospitais não tinham vaga. Assustador né, mas foi assim no país todo. Então quando víamos um amigo ou outro, eles sempre falavam: "Marcos essa mulher te transformou, você está mais leve, feliz. Como é possível?". O Marcos sempre me falava que eu tinha um jeito diferente de ver a vida e de levar a vida, estar comigo o impulsionava a querer viver e fazia parecer que nada era impossível de alcançar. E também tínhamos a regra de sempre fazer algo de especial no dia, algo de especial poderia ser sentar na área de casa e ficar conversando, ou passear com a Nina, ver a Nina e Microsoft brincando, assistir a um filme, era criar pelo menos uma memória boa no dia.

Sabe, não podemos fugir dos momentos tristes, eles aparecem quando você menos espera, mas temos mania de adiar os momentos felizes. Esperamos para sermos felizes. Quando tivermos a casa dos sonhos, seremos felizes, quando terminar a faculdade, seremos felizes, e o único dia que é certo é hoje, então você tem eu ser feliz hoje. E se hoje fosse seu último dia, como ele teria sido? E principalmente, como irão lembrar de você, qual o legado que você está deixando as pessoas ao seu redor? Então, se você teve um momento ruim, pare agora e faça por 10 minutinhos algo de especial, não leve esse rancor por todo o dia para que no final do dia você fale: "Nossa, meu dia foi péssimo hoje". Aprenda a falar: "Tive uma situação ruim" e não: "Tive um dia ruim". Cabe a você salvar seu dia e se você fizer isso está salvando sua vida. Era assim que eu e Marcos levamos nossa vida, não adiávamos momentos felizes, e era isso que ele queria que eu ensinasse as pessoas nas redes sociais, não a editar fotos.

Lembro que um dia ele me disse: "Do que adianta você os ensinar a editar foto se eles não se sentem bem, nem felizes para tirar foto? Você não está dando sua melhor versão para eles".

Então eu comecei a dar ouvido a ele e comecei a falar sobre autoconhecimento, saúde emocional. Existia tanto ódio na internet, eu queria levar amor, notícias boas, e ajudar as pessoas lidar com suas emoções. Faltavam poucos dias para completarmos 1 ano de namoro, estávamos no final de setembro e como sempre falo, coisas boas acontecem em setembro, então decidi gravar um vídeo que me pediam muito: "como eu conheci meu namorado check". Lembro de falar com Deus antes de gravar, eu tinha medo do cancelamento, pelo fato do Marcos ser mais velho, eu não queria prejudicá-lo, eu queria mostrar o cara incrível que estava na minha vida. Então eu disse: "Deus, coloco em suas mãos, pois o amor sempre vence". Era uma trend no Tik Tok, um aplicativo que eu estava começando a usar. Gravei, postei e deixei, teve mais de 50 mil visualizações e fiquei muito feliz, mas as pessoas começaram a me pedir para postar no Instagram também, pois elas não usam o Tik Tok.

Então era uma quarta feira, eu estava no estágio na Delegacia da Mulher e recebi um convite para um jantar de influenciadores que aconteceria naquela noite em um hotel. Fiquei superfeliz, eu nem conseguia acreditar que lembraram de mim, fui toda feliz, mas eu não era ninguém ali, eu conhecia e admirava a maioria dos influenciadores que estavam ali, eu era a única criadora de conteúdo, um porque eu literalmente fazia vídeos todos os dias, e dois porque eu não tinha o mesmo poder de influência deles, eles tinham em média 30 mil seguidores e influenciavam com o estilo de vida deles. As pessoas da cidade os acompanhavam. Quantas vezes pensei que jamais seria como eles ou até mesmo ser chamada para algo com eles, era algo muito distante, pois apesar de amar Sinop, eu não era nascida aqui, não tinha uma família influente na cidade, não tinha dinheiro eu literalmente vivia com mil reais, jamais frequentaria um estabelecimento naquele nível. Mas eu fui, conversei com poucas pessoas, as que conversaram comigo, e nem todas lembram que eu estava lá naquele dia, mas eu lembro de cada uma. No outro dia, uma quinta-feira, postei o vídeo 'Como conheci meu namorado Check" no Instaram, no outro dia quando acordei, mais de 500 mil pessoas tinham assistido. E rapidamente 3 milhões de pessoas haviam visto o vídeo, eu ganhei mais de 100 mil seguidores, nossa história estava em todo lugar, começamos a dar entrevistas, e as pessoas começaram a assistir meus vídeos falando sobre saúde emocional, sobre a minha história e mandavam mensagem que a vida delas estavam mudando. Páginas de humor, páginas de superação, em todo lugar. Sabe então eu vi que o amor tem uma capacidade de viralizar muito maior que o ódio, pessoas do Brasil todo estavam vindo conversar com a gente. Suas vidas estavam mudando.

Eu via pessoas comentando: "Nossa, ela é de Sinop" e eu não sei explicar, eu fico relembrando aquele jantar onde ninguém sabia quem eu era e como no outro dia as coisas mudaram e pensado, e parece que foi Deus que convidou para um jantar para me mostrar onde eu estava e onde ele iria me levar. Mas Ele me levou muito além, mas eu sempre tive comigo que a honra que você dá é a que você recebe, eu nunca tive vergonha de falar que eu admirava alguém, entrei na internet não para ser famosa ou ganhar dinheiro, eu entrei para ter voz, deixar um legado. Pois eu sou a diferença que quero ver no mundo.

Nunca vou esquecer que um dia eu estava lendo as mensagens do direct e tinha uma assim: "Bruna, eu estava com os remédios para me matar em mão, então fui escrever uma mensagem de despedida no grupo da minha família;

enquanto eu escrevia meu primo enviou um vídeo seu dizendo 'todo mundo deveria ver esse vídeo antes de morrer' e seu vídeo mudou minha vida, obrigada por existir, obrigada por não desistir". Essas mensagens começaram a ser frequentes. Mas a primeira, marca nossa vida para sempre.

Então isso virou minha meta, contratei pessoas para trabalhar comigo, a Angra e Naiara. Lembra, minha melhor amiga da faculdade, a Naiara, ela foi essencial para me ajudar a chegar aqui. Agora eu produzia conteúdo que entretém como dias de filmes, bastidores da minha vida e do Marcos. Um conteúdo que ensina, eu queria ser mais do que só mais um Instagram, queria ensinar as pessoas a lidarem com seus traumas, sentimentos, trazíamos conteúdo para crianças também, sobre desenhos que você deveria pôr para seus filhos. E por fim tinha conteúdo que inspirava, eu escondi por muito tempo a minha história, mas as pessoas estavam ali por ela. Era egoísmo eu deixar guardada só para mim. As pessoas poderiam aprender com meus erros e se inspirar nos meus acertos.

Eu não conseguia assimilar tudo que estava acontecendo, marcas entravam em contato comigo, empresas que eu nunca imaginei que saberiam da minha existência, agora queriam me contratar. Mas eu estava assustada, pois da noite para o dia tinha centenas de milhares de pessoas me ouvindo, 80 mil pessoas assistindo meus stories, o Estádio do Maracanã todinho. Como seria essa fase? Mas ao mesmo tempo era tão bom saber que a vida das pessoas estava mudando com os vídeos, era tão bom saber que se por algum motivo eu não estivesse mais lá os vídeos não deixariam de existir, então finalmente eu estava fazendo o que eu nasci para fazer. Um dia sentei no mesmo sofá que sentei chorando quando entreguei minha célula de 10 pessoas, e ali eu chorei de alegria em uma live comemorando os meus 100 mil seguidores. Não fui eu, foi Deus.

Mas meu Deus, agora tô famosa, risos...

CAPÍTULO 18

VIVA O HOJE!

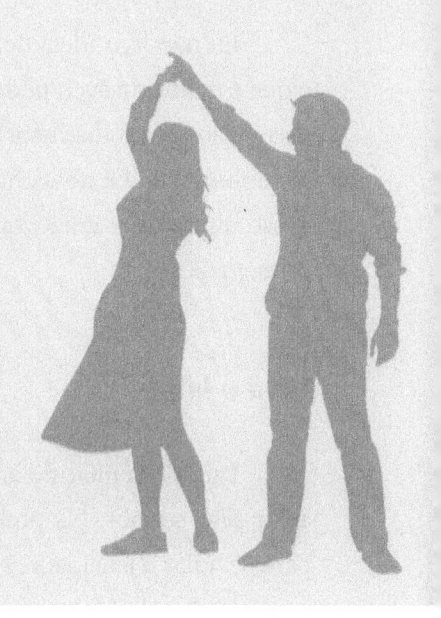

Para quem nem era para ter nascido, eu fui muito longe, talvez porque ainda no começo da vida eu descobri que sobreviver dependia só de mim, mas eu teria que aprender como viver. E sabe eu descobri, e ainda estou descobrindo, mas não estou mais esperando estou vivendo, pois a ampulheta da vida não para, aprendemos a viver, temos que aprender na prática. Quando era pequena, li uma parábola da "Lili, a libélula sonhadora", onde contava sobre uma libélula que nasceu ao amanhecer e quando ela viu as arvores, o sol, as flores e tudo que estava ao seu redor seu coração se encheu de emoção e seu amigos disseram: "Vamos brincar naquela plantação de flores, Lili?" e a Lili não foi, disse que iria fazer uma lista de coisas que ela queria fazer para daí ir aproveitar tudo. Então ela passou aquele dia fazendo planos e sonhando com tudo que ela faria naquele próximo dia. Ela passaria um dia todo voando perto das flores, brincaria com seus amigos e viajaria junto com seus pais. Eram tantos sonhos, mas o que eu nem você sabia é que libélula só vive um dia. Então ao fim desse dia, a Lili nunca mais acordou.

Eu não faço ideia de quem me contou essa história ou se eu que criei, o que é mais provável, pode ter sido que eu criei, já que as libélulas vivem 57 dias e não só um dia, risos! Mas a Lili viveu só um dia. A verdade é que essa história da Lili é a nossa história, assim como ela, não sabemos quando será nosso último dia. Então vamos viver uma vida que vale a pena, vamos para primeira lição.

Viva o hoje

Pare de confiar no amanhã, pare de deixar tudo para amanhã, pare de adiar seus sonhos. Os problemas iriam vir, você querendo ou não, e então pare de adiar a felicidade. Ninguém sabe quando será um dia de nuvem. Mas é mais fácil enfrentar as tempestades quando se vive em dias de sol. Quando sabemos o que é ser feliz, não nos permitimos viver na escuridão. Ao falarmos de felicidade, as pessoas automaticamente pensam em dinheiro, e já pensam que não vão conseguir. Então vou te ensinar uma dica valiosa.

Comemore as pequenas alegrias

Cresci ouvindo que tudo que você não celebra, você perde. Então sempre comemorávamos pequenas e grandes conquistas. Como estudante do comportamento humano eu levo muito em conta a importância do reforço, então pense comigo...Se você der um presente para alguém e a pessoa não demonstra que gostou, você logo pensará que você errou no presente, que a pessoa não queria ou até mesmo que ela não precisava. Mesmo quando a pessoa te pediu aquilo, se ela não demonstrar gratidão você certamente não iria presenteá-la novamente. Isso porque a gratidão gira a roda do sucesso. Precisamos ser gratos às pessoas, a Deus e até mesmo ao universo, pois alguém moveu muita coisa para essa vitória chegar. E principalmente você precisa ser grato a você, pois você não desistiu, você lutou, você mereceu. Então celebre!

Comemore não só as vitórias, mas as tentativas, comemore a vida! Quantas pessoas conquistam a vida dos sonhos e mesmo assim não se sentem felizes, isso porque a felicidade não é um patamar que atingimos e sim um treino diário de gratidão pelo que já temos. Foi bem em uma prova, comemore, encerrou a semana, comemore, 1 mês de namoro, comemore, teve um dia feliz, comemore. Aproveite as datas comemorativas para celebrar, e crie novas datas comemorativas. Faça pelas pessoas enquanto elas estão aqui. A vida já nos dá muitos motivos para chorar, então não ignore os motivos para celebrar. Se você aprender a comemorar as pequenas coisas, as grandes vitórias correrão para você...

Conheça-se, perdoe-se!

Autoconhecimento, conheça seus sonhos, o que realmente te faz feliz. Descubra também o que não te faz feliz. Umas das lições mais importantes da minha vida foi descobrir o que roubava minha alegria e me afastar disso. Você não é obrigada a ser amigo de todo mundo, você não deve concordar com tudo, respeitar, sempre, mas jamais se prejudicar por medo de se posicionar. Meus pais sempre falam: "Quem não sabe para onde vai, qualquer lugar serve", e isso é muito real, você precisa ter metas. Sonhe, sim! Mas transforme esses sonhos em metas, lute pelo que você sente paz. Você vai fracassar e certa vez eu li que o fracasso é o que recebe o sucesso. A diferença entre os bem-sucedidos e os frustrados é que os bem-sucedidos fracassaram e não desistiram. Todo mundo fracassa, mas nem todo mundo persiste!

Perdoe-se...Confesso que ao logo do livro eu refleti sobre o que eu iria escrever, se iria realmente contar tudo. Mas eu desisti contar tudo, pois foi cada uma dessas escolhas, erros e acertos que me fizeram chegar aqui. Cada experiência vivida é necessária, cada momento cada dor, cada alegria. Permita-se se sentir decepcionado, mas perdoe. Permita-se sentir triste, mas não more nela. A amargura só destrói o magoado, sei que perdoar é difícil, nossa, como eu sei. Mas o perdão é quando você encerra uma história. E decide que ela não tem poder de gerar nenhum sentimento dentro de você.

Sabe quando você coloca alguém na justiça e fica anos esperando um veredito? Enquanto esse veredito não ocorre, esse medo e espera te consomem. O perdão é você encerrar isso dentro de você. Como protagonista da sua história você tem poder de dizer o que vi ou não continuar te prejudicando. Eu vejo o perdão como um ato de bondade, consigo mesmo, pois eu e você não merecemos viver cercados de amargura por conta do erro que outra pessoa cometeu. E já que estamos falando sobre ser protagonista...

Seja o protagonista

Viva uma história extraordinária, não aceitei menos do que isso, uma vida digna de um filme de Hollywood. Jantares românticos, piqueniques em uma plantação de flores, banhos de chuva ou viagens incríveis. Viva as pequenas e grandes e emoções! Seja inesquecível, viva uma vida inesquecível. Use suas melhores roupas, seja sua melhor versão com as pessoas e com você, deixe um legado de amor. Esse não é um ensaio da vida, é a própria vida, então viva sem medo, pois pessoas extraordinárias nunca serão esquecidas!

A vida nem sempre é linda e encantadora, às vezes ela é assustadora e triste eu sei, e te entendo, sei que muitas vezes pensamos em desistir. Você não é fraco por pensar em desistir, você é muito forte , já aguentou muita coisa, mas a vida também pode ser linda e mágica e hoje, quando sou internada e tenho que passar por procedimentos assustadores, sabe do que eu lembro? De todas as vezes que o Marcos me gira quando estamos andando na rua, ou de quando acordo à noite e ele me dá um beijo nas costas e fala eu estou aqui, um dia ele disse: "Sempre que eu beijar suas costas no meio da noite é para mostrar a sorte que tenho de ter você na minha vida". Quando estou sendo sedada antes de cirurgias, é disso que eu lembro. É do abraço da minha mãe, é dá risada do meu pai, das mensagens dos meus seguidores dizendo que tudo vai ficar bem, são essas coisas que fazem a vida valer a pena.

É preciso grandes coisas para nos destruir, mas são as pequenas coisas que nós fazemos continuar. **Hoje eu não espero mais a cura. Hoje eu vivo como um milagre.** Não vivo esperando dormir e acordar curada, acredito que já possível, mas parei de viver esperando que Deus fizesse algo quando Ele já tinha feito. Se de nada servir a minha história, uma coisa eu sei: **no céu eu estou curada.** E apesar de tudo que passei, eu **SOBREVIVI**. Não desisti. Eu não tenho medo de tudo acabar. Eu não sei o que é viver uma vida sem sentir dor, ela me acompanha todos os dias, eu não sei o que é sentir cheiro, mas eu sei o que é amar, o poder da felicidade, o gosto de sobreviver e se superar, eu pude provar coisas que fazem a vida valer a pena.

Sabe que eu não iria viver até os seis anos e vivi coisas extraordinárias, isso porque eu escolhi viver. A vida pode até ser um mar de rosas, mas toda rosa tem espinhos, então aprender a superar os momentos difíceis e parar de adiar sua felicidade te fará viver uma vida que vale a pena ser lembrada. Minha história ainda não acabou, mas se esse fosse os meus últimos dias eu vivi a melhor vida de todas, se as cortinas se fechassem, teria tido emoção, medo, felicidade, muito amor. E quero viver e realizar muitos sonhos ainda, eu quero muito ser mãe, ter uma família, viajar muito, quero ver meus pais felizes, quero ver o Marcos realizando os sonhos dele, meus filhos indo à escola pela primeira vez e apesar de sonhar com o futuro, vivo no presente.

Hoje tome banho de mangueira com as pessoas que você ama, leia para seus filhos, solte uma música e dance pela casa, tome banho de mangueira, vá pescar, acampar, diga que você ama, diga que você perdoa, não deixe o dia terminar sem nada de especial, você não sabe se será o último!

Viva sua rotina de trabalho e responsabilidades, mas não esqueça de viver a vida. Vejo algumas pessoas falando "Vou trabalhar oito anos e daí vou curtir a vida", mas quem garante que você viverá oito anos? Então tenha um equilíbrio, trabalhe hoje, mas também viva hoje. Pois você só tem o hoje!

Seja grato pelo hoje, seja grato pelas pessoas. Obrigada à minha família por me ter trazido ao mundo, por ter acreditado na minha vida quando muitos não acreditaram. Ao Marcos, por me permitir viver com ele uma linda história de amor, meu príncipe que não veio em um cavalo branco, mas está lutando junto comigo pelo nosso conto de fadas da vida real.

Obrigada a você leitor por ter vivido essa jornada comigo, ter se envolvido com a história e com cada personagem. E a vocês pessoas reais que aparecem no livro, obrigado por terem passado na minha vida e ajudado a escrever essa história. Mas ainda não acabou, nessa noite em uma Live no meu Instagram o Marcos me pediu em casamento, será que eu vou me casar? Será que teremos um livro dois?

Afinal... enquanto houver 1% de chance, eu lutarei até o fim...